Prof. Dr. Ingo Froböse

RÜCKEN EXPRESS für Vielsitzer

Soforthilfe für Nacken, Schultern und unteren Rücken

Mit 60-Sekunden-Ritualen und 5-Minuten-Programmen

Inhalt

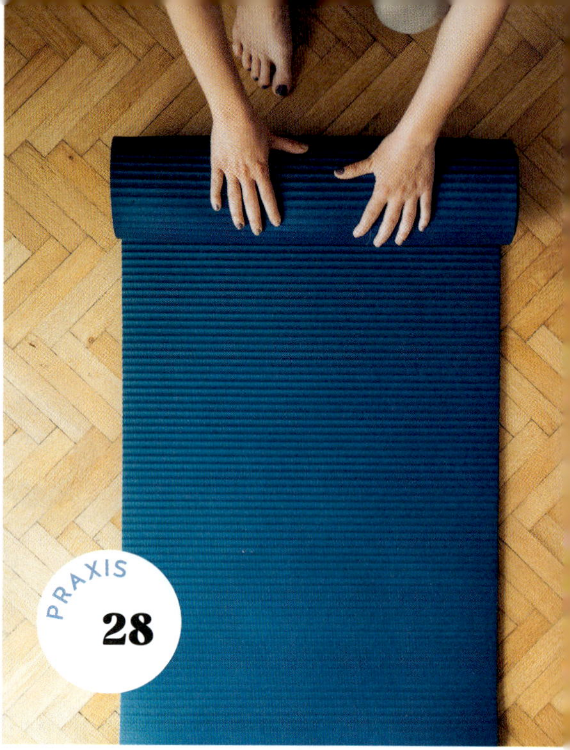

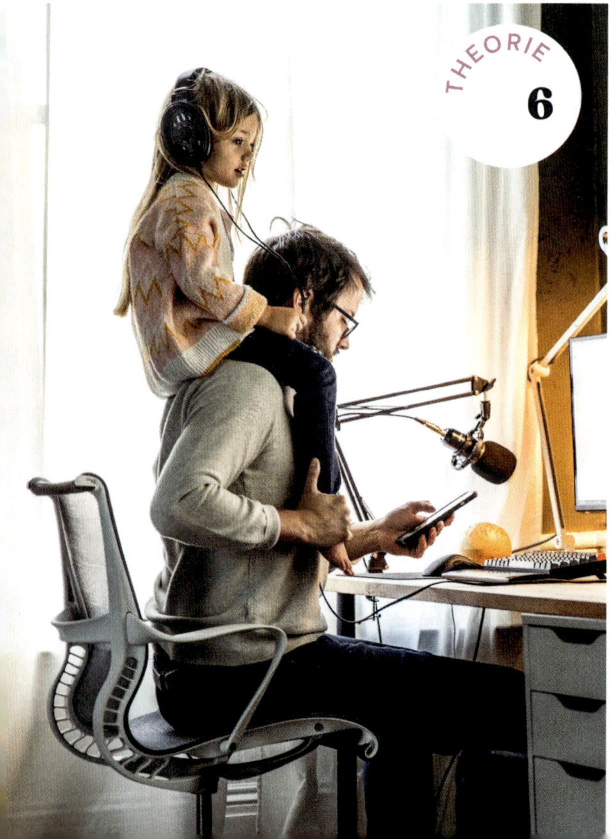

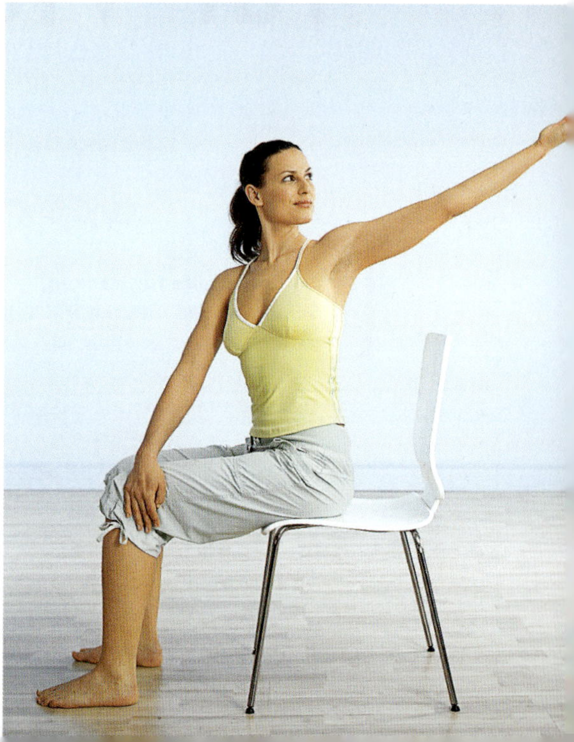

Theorie

Praxis

Service

Leider können wir das viele Sitzen heute oft nicht vermeiden. Was wir aber verhindern können, sind die schmerzhaften Folgen für Nacken, Schultern und Rücken.

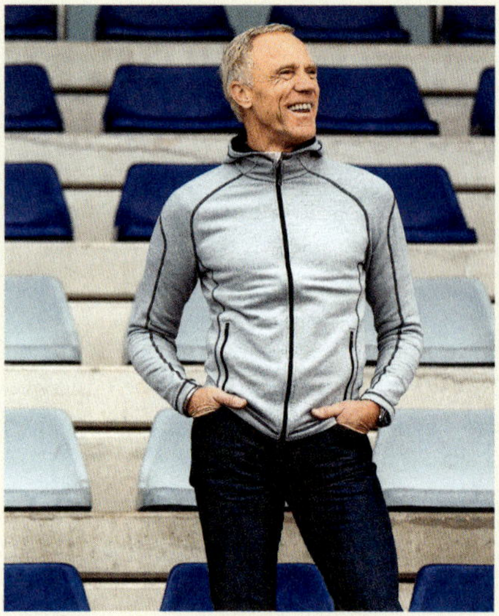

PROF. DR. INGO FROBÖSE

ist emeritierter Universitätsprofessor für Prävention und Rehabilitation im Sport an der Deutschen Sporthochschule Köln. Dort leitete er das Institut für Bewegungstherapie und bewegungsorientierte Prävention und Rehabilitation. Er hat zahlreiche Bestseller zu den Themenbereichen Gesundheit, Ernährung und Sport verfasst. Als Sachverständiger berät er den Bundestag und ist ein gefragter Spezialist für Fernsehen, Hörfunk und Zeitschriften.

Ob vor dem PC im Büro oder zu Hause, Sie sitzen viel und dann tut Ihnen der Rücken weh? Damit sind Sie nicht allein. Das Sitzen ist längst ein eigener Risikofaktor für das Auftreten zahlreicher Erkrankungen, darunter auch für Rückenschmerzen. Während Sie sitzen, werden alle Bereiche Ihres Rückens nicht mehr optimal versorgt. So verlieren die direkt auf den Rücken einwirkenden 150 Muskeln Ihres Körpers an Kraft und Volumen und können die Stabilität und Sicherung der Wirbelsäule nicht mehr gewährleisten. Dann ist es kein Wunder, dass dieser dauerhafte Bewegungsmangel zur Schwächung des gesamten Rückens führt – und damit auch zu Schmerzen.

Das Gute ist aber, dass Sie den Rückenschmerz sehr leicht selbst behandeln können. Denn in mehr als 90 Prozent der Fälle ist die Ursache für den Schmerz nicht – wie oft fälschlicherweise angenommen – ein Problem mit der Bandscheibe, sondern eine Schwächung und Unterversorgung von Muskeln, Bändern, Faszien und kleinen Wirbelgelenken. Sie haben es also selbst in der Hand und können Ihre Rückenbeschwerden durch die richtigen Maßnahmen schnell beenden oder – noch besser – von vornherein verhindern.

Ich gebe Ihnen in diesem Buch einfache Strategien und Übungen an die Hand, die Sie in Ihrem Alltag ohne großen Zeitaufwand umsetzen können. Die Übungen sind wie eine Vollkaskoversicherung gegen den Rückenschmerz. Probieren Sie es selbst aus: Es lohnt sich!

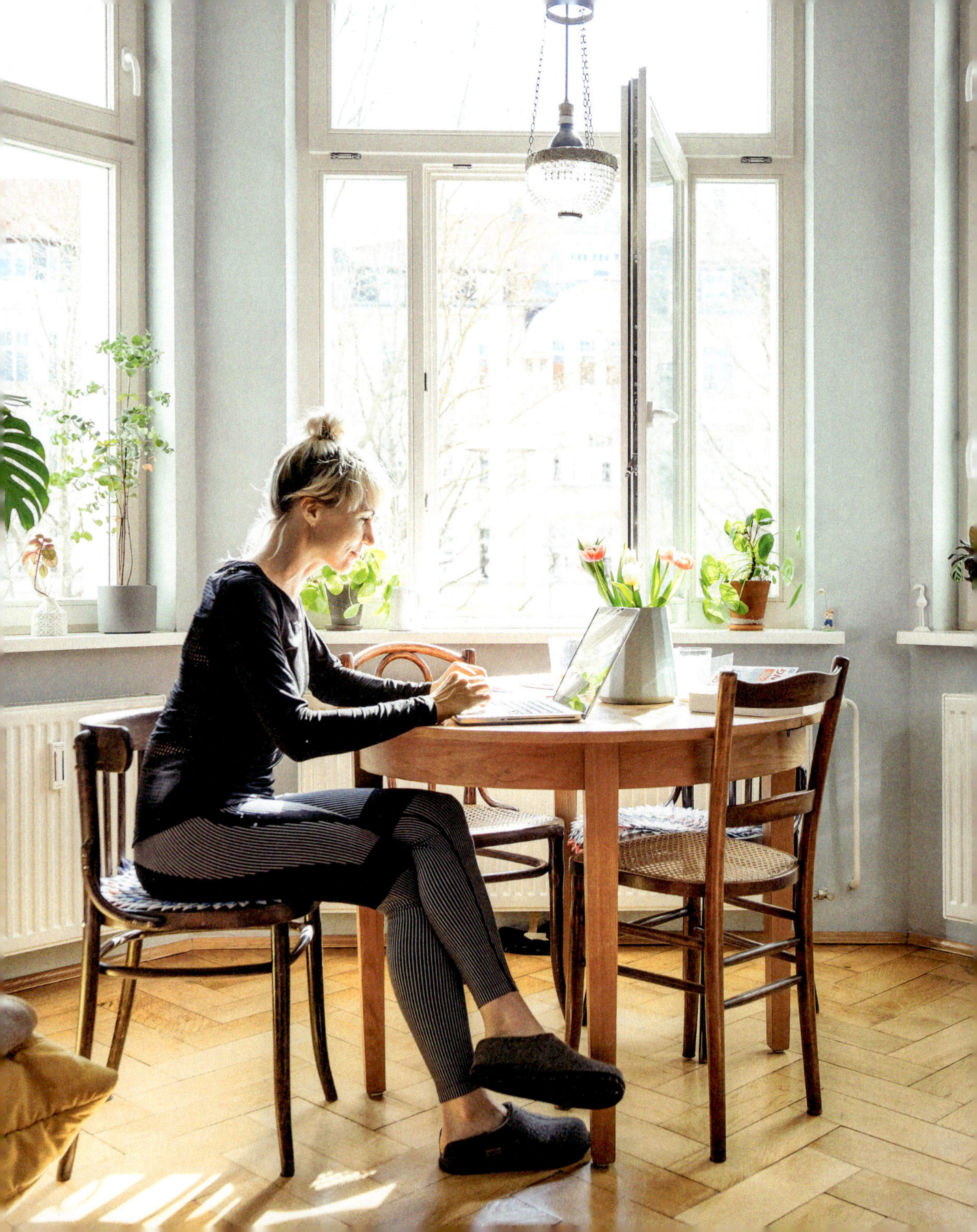

Viel sitzen und trotzdem schmerzfrei

Wenn wir viel sitzen, bleibt das nicht folgenlos und es zwickt speziell in Nacken, Schultern und unterem Rücken. Doch das muss nicht sein.

Sitz gerade und zappel nicht so?

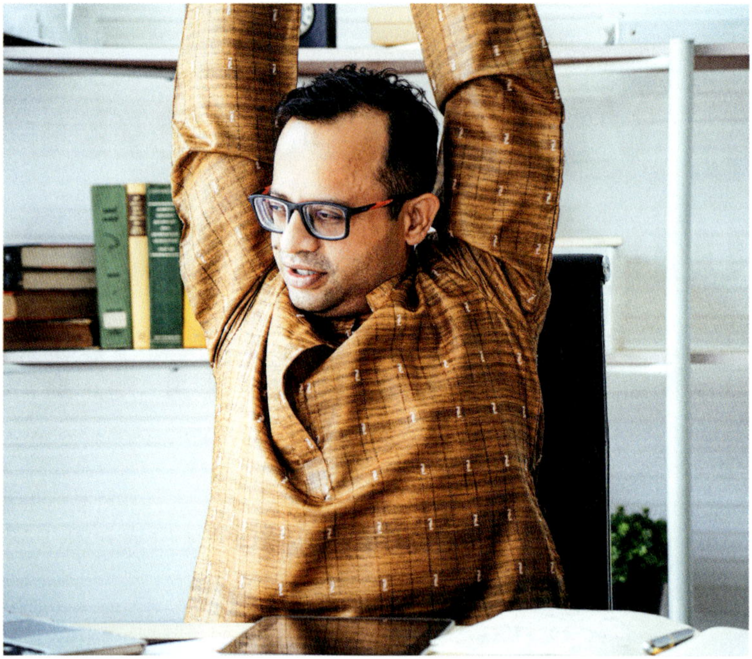

Sind Sie früher als kleines oder noch als bereits älteres Kind auch von Ihren Eltern ermahnt worden, still zu sitzen, am Tisch nicht so rumzuzappeln, vielleicht noch die Hände ordentlich auf den Tisch zu legen? Oder fordern Sie das alles gar von Ihren eigenen Kindern oder Enkeln?

Schon damit wird der Grundstein gelegt für das unbewegte Sitzen, das in der Schule weiter gefördert und später im Beruf für viele von uns zur Normalität wird. Wir sitzen wie zur Salzsäule erstarrt vor unseren Bildschirmen oder im Auto und in der Freizeit fällt manchen auch nichts Besseres ein, als sich vor den Fernseher oder den Gaming-Monitor zu hocken oder den ganzen Abend aufs Smartphone oder Tablet zu schauen. Tatsächlich sitzen die Deutschen laut DKV-Report von 2023 im Durchschnitt 9,2 Stunden pro Tag, die Gruppe der 18- bis 29-Jährigen sogar rund 10,5 Stunden.

Wenn wir dann irgendwann aufstehen, fühlt sich das gar nicht gut an: Schultern und Nacken sind verspannt, unser unterer Rücken schmerzt vielleicht sogar mehr, als nur ein wenig zu zwicken. Instinktiv recken und strecken sich die meisten dann – und das ist gut! Genau das braucht unser Rücken, der durch das viele Sitzen nämlich dauerhaft überlastet wird.

Langes Sitzen unterfordert und überlastet

Sitzen gehört wie gehen, stehen und liegen zu unserem normalen Bewegungsrepertoire als Mensch. Wie kommt es dann, dass langes Sitzen unsere Muskeln gleichzeitig überlastet und unterfordert?

Wenn Sie immer in derselben Position sitzen, werden jene Muskeln, die Sie in dieser Stellung halten müssen, ständig genutzt und dadurch überlastet, andere dagegen sind weitgehend inaktiv und dadurch unterfordert. Zum Beispiel verkürzt sich der große Brustmuskel, wenn Sie mit nach vorn hängenden Schultern am Rechner sitzen, während gleichzeitig der obere Rückenmuskel überdehnt wird, weil er gegenhalten muss. Langfristig entsteht durch diese Haltung ein Rundrücken, der die gesamte Statik der Wirbelsäule beeinflusst.

UNTERVERSORGTE RÜCKENMUSKELN FALLEN INS KOMA

Immer wenn Sie zu lange und starr in einer Haltung bleiben, fallen Ihre Rückenmuskeln ins Koma! Das klingt dramatisch und für Ihre Muskulatur ist es das auch. Denn ähnlich wie bei einem Koma im Gehirn wird sie dann nicht ausreichend mit Sauerstoff und Nährstoffen versorgt. Darauf reagiert sie mit Verspannungen, die umso schmerzhafter werden, je länger die Bewegungslosigkeit dauert. Sauerstoff und Nährstoffe gelangen nur dann in ausreichender Menge zu den Muskeln, wenn sie bewegt werden. Mit jeder Bewegung – sei sie noch so klein – aktivieren Sie nämlich den Blut- und Lymphfluss. Blut und Lymphe transportieren Sauerstoff und Nährstoffe im Körper zu allen Zellen und entsor-

gen außerdem die verbrauchten Abfallstoffe aus den Zellen.
Das Stillsitzen ist also überhaupt kein Beitrag für ein rückenfreundliches Leben, sondern kontraproduktiv. Deswegen ist der »Zappelphilipp« am Tisch derjenige, dessen Rücken nach einem Menü vermutlich nicht wehtut.

Falsches Sitzen gibt es nicht!

Haben Sie schon einmal darauf geachtet, wie Sie meistens sitzen? Oder was Sie beim Sitzen unbequem finden? Jeder Mensch ist anders und empfindet Belastungen unterschiedlich. Deswegen gibt es auch nicht das richtige oder falsche Sitzen. Während die eine zwischendurch das ganze Bein mit auf die Sitzfläche legt, klemmt der andere seine Füße gern hinter den Stuhlbeinen fest. Nur eins schadet jedem von uns definitiv und ist dann doch falsch: **Sitzen Sie nie zu lange in derselben Position!**
Wenn es irgendwo im Körper nur ganz leicht zieht oder zwickt, sollte das für Sie immer ein Zeichen sein: Jetzt müssen Sie Ihre Sitzhaltung ändern und sich leicht bewegen, damit keine Schmerzen im Rücken entstehen!

RUMLÜMMELN? SEHR GERN!

Wer beim Gespräch häufig seine Position verändert, mal einen Arm über die Rückenlehne legt oder die Hände hinterm Kopf verschränkt und sich beim Zuhören zurücklehnt, sollte nicht als uninteressiert oder gelangweilt gelten, im Gegenteil: Durch diese leichten Bewegungen ernährt er seine Körper- und Gehirnzellen und sorgt dafür, dass er länger frisch bleibt und dem Gespräch länger folgen kann. Früher ging man sogar davon aus, dass ein solches Rumlümmeln dem Rücken schaden würde und für Schmerzen verantwortlich wäre. Dieser Mythos aber wurde längst widerlegt.
Entscheidend beim Sitzen ist es, die Muskeln nicht zu stark zu belasten. Sie brauchen Gelegenheiten, sich zu entspannen und zu erholen. Wenn Sie über einen langen Zeitraum in derselben Position sitzen, werden die Muskeln überanstrengt und verspannen sich.

IDEAL: DYNAMISCHES SITZEN

Also wechseln Sie öfter Ihre Position: Mal anlehnen, mal aufrecht sitzen, mal hinlümmeln oder mal auf dem Tisch abstützen. Dafür gibt es auch eine Bezeichnung: dynamisches Sitzen. Nutzen Sie das gesamte Spektrum an Veränderungen im Sitzen, das Ihnen im Alltag zur Verfügung steht! Dann ermüdet Ihre Muskulatur nicht und Wirbel und Bandscheiben werden entlastet. Stehen Sie möglichst jede Stunde kurz auf. Das fördert die Rückenmuskulatur und versorgt die Bandscheiben mit Flüssigkeit und Nährstoffen.

FAQ

Nachgefragt: Ergonomisches Sitzen am Arbeitsplatz und im Auto

Längeres Sitzen lässt sich am Arbeitsplatz oder im Auto auf langen Fahrten kaum vermeiden. Deswegen ist es wichtig, dass Sie möglichst gesundheitsfördernd und rückenschonend sitzen.

Wie sieht der richtige Schreibtischstuhl aus?

Wählen Sie die Höhe Ihres Stuhles so, dass die Unterarme etwa im rechten Winkel bequem auf dem Tisch aufliegen können.
Stellen Sie die Sitzfläche so ein, dass die Beine im Knie etwa einen rechten Winkel bilden. Die Füße sollten hüftbreit auf dem Boden stehen, aber von Zeit zu Zeit auch woanders aufgestellt werden (Fußstütze).
Moderne Bürostühle unterstützen das dynamische Sitzen. Durch die flexible Mechanik werden die Muskeln angeregt, aktiv zu sein.

Was ist beim Monitor zu beachten?

Ihr Bildschirm sollte etwa eine Armlänge entfernt stehen und die obere Kante sollte sich ungefähr auf Augenhöhe befinden.

Wie stelle ich den Autositz am besten ein?

Sitzen bei langen Autofahrten ist ein besonderes Problem, weil man sich kaum bewegen kann. Der Autositz sollte daher im Bereich der Lendenwirbelsäule eine Auspolsterung haben. Diese unterstützt die Muskulatur und schützt vor Überlastung. Alternativ hilft auch ein Kissen. Die Arme und Beine sollten leicht angewinkelt sein, sodass Sie Lenkrad und Pedale gut erreichen.

Wie bringe ich Bewegung ins Sitzen?

Am Schreibtisch:
Ändern Sie möglichst alle zehn Minuten Ihre Sitzposition.
Recken Sie sich zwischendurch.
Im Auto:
Beim Autofahren gilt immer: Keine Bewegungsexperimente während der Fahrt, sondern eine Pause machen.
Im Stau und an der Ampel können Sie sich räkeln. Lassen Sie die Schultern kreisen und ziehen Sie sie bewusst nach hinten-unten. Auch das Becken können Sie nach vorn und hinten kippen und kreisen, um die Lendenwirbelsäule zu entlasten.

Ein Team: Muskeln, Nerven und Wirbel

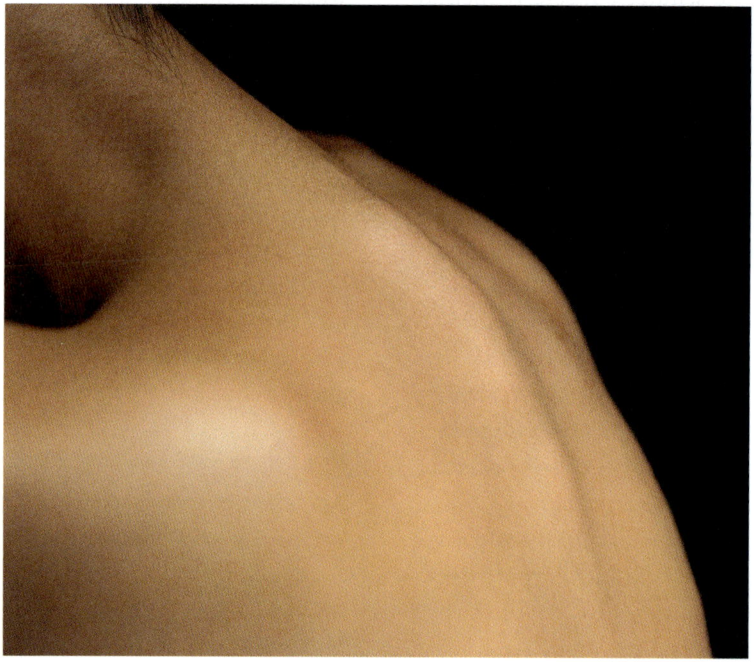

Wir sprechen immer so einfach von Rückenschmerzen oder vom Rücken, dabei besteht er aus verschiedenen Systemen, die erst zusammen die Einheit Rücken bilden: Dazu gehören die Muskeln und die Faszien, die Nerven mit dem Rückenmark in der Wirbelsäule und die Wirbel.

Motor und Stabilisator: die Muskulatur

Etwa 150 unterschiedliche Muskeln bewegen, stützen und schützen unsere Wirbelsäule *(siehe Seite 16)*. Sie sorgen damit für die nötige Stabilität. Wenn die Muskeln arbeiten, ziehen sie sich zusammen, in ihrer Entspannungsphase kehren sie in ihren Ruhezustand zurück. Den Impuls dazu geben die Nerven *(siehe Seite 15)*.

DIE DREI SCHICHTEN DER RÜCKENMUSKULATUR

Wie in einem elastischen Spinnennetz arbeiten alle Rückenmuskeln zusammen. Man unterscheidet drei Schichten:

Die oberste Schicht wird von den großen Rückenmuskeln gebildet, die bei nacktem Oberkörper gut sichtbar sind, weil sie direkt unter der Haut liegen. Sie beginnen an den tastbaren Dornfortsätzen der Wirbel und ziehen zur Schulter und zur Hüfte. Diese Muskeln verbinden das Becken und den Schultergürtel mit der Wirbelsäule. Auf diese Weise wird die Wirbelsäule in die Bewegung der Arme und Beine miteinbezogen.

Die mittlere Schicht der Muskeln liegt direkt darunter. Diese Muskelgruppe überbrückt die gesamte Länge der Wirbelsäule. Vom Becken aus ziehen zahlreiche einzelne Muskelbündel fächerförmig zu den Wirbelkörpern hinauf bis zur Halswirbelsäule und zum Schädelknochen. Die Muskulatur der mittleren Schicht stabilisiert die Wirbelsäule und verbindet sie direkt mit dem Brustkorb. Die wichtigste Funktion dieser Rückenmuskelschicht ist, den Rücken nach vorn zu beugen und wieder aufzurichten. Wenn diese Muskeln geschwächt sind, können sich Wirbelkörper verschieben und dadurch Blockaden verursachen.

Die tiefste Schicht der Muskeln ist für die Wirbelsäule die wichtigste Gruppe. Sie besteht aus kurzen, kräftigen Muskeln, die gerade, schräg oder auch diagonal von Wirbelkörper zu Wirbelkörper ziehen. Damit gewährleisten sie die Stabilität der Wirbelsäule und sichern die Bewegungen der einzelnen Wirbel untereinander. Arbeiten diese Muskeln nicht richtig, können sich Wirbel verschieben oder Wirbelgelenke verkanten und blockieren.

Das Geheimnis der tiefen Rückenmuskulatur

Die kleinen und feinen Rückenmuskeln der tiefsten Schicht sind der Garant für einen gesunden Rücken. Sie sorgen dafür, dass die Wirbelkörper wie gut funktionierende Zahnräder ineinandergreifen. Die tiefen Rückenmuskeln garantieren die notwendige Stabilität und halten damit die Bandscheibe an ihrem Platz. Sie bestehen untypischerweise zu fast 50 Prozent aus Bindegewebe, des Weiteren aus ungewöhnlich großen Muskelfasern, die nirgendwo sonst im Körper zu finden sind. Durch diese Zusammensetzung können sie die Wirbelsäule optimal stabilisieren. Allerdings lassen sich die tiefen Rückenmuskeln schwer trainieren: Ihre Elastizität und Kraft können Sie nur erhalten, indem Sie sie mit kleineren Drehbewegungen des Rumpfes aktivieren.

Da die kleinen Muskeln rechts und links an der Wirbelsäule ansetzen, wird bei einer Drehbewegung die eine Hälfte der Muskeln kürzer und die gegenüberliegende Hälfte länger. Letztere werden also gedehnt. Das registrieren kleinste Messfühler. Um die Muskeln bei einer Dehnung vor dem Zerreißen zu schützen, melden diese Messorgane »Gefahr!« an die Nerven des Rückenmarks. Von dort bekommt der Muskel das Signal, sich anzuspannen, um eine weitere Dehnung zu verhindern. Dies ist ein vollkommen natürlicher Reflex, der abwenden soll, dass die kleinen Muskeln Schaden nehmen.

Für das Training können Sie diesen Reflex hervorragend nutzen. Da die Dehnung eine Anspannung der Muskulatur bewirkt, entspricht sie einem Trainingsreiz. Wenn Sie sich also drehen und den Oberkörper rotieren, ist diese Bewegung ein wunderbares und doch einfaches Training für die tiefen Rückenmuskeln.

AUCH WICHTIG FÜR DEN RÜCKEN: DIE BAUCHMUSKULATUR

Die Bauchmuskulatur besteht aus zwei Muskelgruppen: der geraden und der schrägen beziehungsweise quer verlaufenden Muskulatur. Was die meisten Menschen unterschätzen: Beide Teile sind gleichermaßen wichtig für den Rücken. Während die geraden Muskeln helfen, den Rumpf zu beugen, wirken die schrägen und queren Muskeln direkt auf die Wirbelsäule und stabilisieren sie. Indirekt unterstützen die Bauchmuskeln die Rückenmuskulatur bei der Körperhaltung. Sie bilden quasi eine vordere Muskelwand, indem sie das Becken mit dem Brustkorb verbinden. Sind die Bauchmuskeln angespannt, drücken sie von vorn gegen die Wirbelsäule und stützen diese.

Die Bauchmuskeln sind dafür verantwortlich, dass wir den Körper nach vorn beugen und seitlich drehen können, ohne an Stabilität zu verlieren. Dazu müssen aber sowohl die Bauch- als auch die Rückenmuskulatur gleichmäßig fit sein. Ist nur eine dieser Muskelgruppen geschwächt, sind Rückenprobleme die unausweichliche Folge. Gerade beim nach vorn gebeugten Sitzen werden Bauchmuskeln schlaff. Damit Ihnen das nicht passiert, habe ich bei den Kräftigungsübungen für den ganzen Körper *ab Seite 85* auch einige Bauchmuskelübungen eingebaut.

Faszien – mehr als Hüllen

Jeder Muskel ist von Faszien umgeben, von dünnen Häuten aus Bindegewebe, die voller Nervenzellen sind und eine wichtige Rolle bei Rückenschmerzen spielen. Eine Faszie ist mit der nächsten verknüpft, sodass alle Faszien unseres Körpers miteinander verbunden sind und Informationen von überall im Körper weiterleiten können. Das erklärt, warum beispielsweise ein Reiz am Fuß Schmerzen im ganzen Körper auslösen kann.

VERKLEBTE FASZIEN SCHMERZEN

Gesunde Faszien sind elastisch und glatt. Sie gleiten bei Bewegungen problemlos aneinander vorbei. Doch beim langen Sitzen verkleben sie und werden immer unbeweglicher, weil auch ihnen die nötige Flüssigkeit fehlt. Für das Verkleben ist Fibrin verantwortlich, ein Stoff, der sich bei Bewegungslosigkeit aus dem Blutgerinnungsfaktor Fibrinogen bildet. Wenn wir uns bewegen, zirkuliert er als Bestandteil der Lymphflüssigkeit im ganzen Organismus, um bei Verletzungen sofort zur Stelle zu sein. Sitzen wir aber stundenlang fast regungslos, staut sich die Lymphe, das Fibrinogen lagert sich im Bindegewebe ab und wandelt sich in Fibrin um: Da es keine Wunde zu verschließen gibt, verklebt es die Faszien miteinander. Wenn wir aufstehen, reißen wir sie auseinander – und das kann zwicken oder auch ziemlich wehtun.

Die Befehlszentrale: das Nervensystem

Damit unsere Muskeln überhaupt arbeiten können und fein abgestimmt zusammenspielen, muss jemand das Kommando übernehmen: das Gehirn und das zentrale Nervensystem (ZNS), also unser Rückenmark. Letzteres verläuft gut geschützt im Wirbelkanal. Von dort treten aus jedem Wirbel rechts und links einzelne Nerven aus, die sogenannten Spinalnerven. Sie sorgen für den Informationsfluss zwischen Kopf und Körper, also zwischen Gehirn und zentralem Nervensystem.

Dazu nehmen sie die Informationen aus einem zweiten wichtigen Bereich unseres Nervensystems auf, dem peripheren Nervensystem (PNS). Das sind die unzähligen kleinen Nerven überall in unserem Körper. – Der bekannteste in Verbindung mit dem Rücken ist der Ischiasnerv, der bis in den Fuß zieht. – Mit ihren zahlreichen Sensoren nehmen die peripheren Nerven aus dem ganzen Körper Informationen auf, beispielsweise über die Temperatur, Berührungen oder Schmerzen, und senden sie ans ZNS. Das sortiert vor und sendet wichtige Informationen weiter ans Gehirn. Erst das entscheidet, ob gehandelt werden muss. Wenn ja, schickt es entsprechende Signale ans ZNS, das sie über das PNS in die entferntesten Zellen weiterleitet – und dort vielleicht eine Anspannung oder Entspannung der Muskulatur auslöst.

Ein technisches Meisterwerk: die Wirbelsäule

24 »echte« Wirbelkörper, verbunden durch Bandscheiben, Bänder, Sehnen, Kapseln und Muskeln, bilden unsere Wirbelsäule und ermöglichen uns den aufrechten Gang und geschmeidige Bewegungen in fast alle Richtungen. Im Bereich der Halswirbelsäule und der Lendenwirbelsäule ist sie nach vorn gekrümmt (Lordose), in der Brustregion dagegen nach hinten (Kyphose). Zusammen mit der Krümmung des Kreuzbeins und des Steißbeins ergibt sich eine doppelte S-Form. Dadurch federt unsere Wirbelsäule Belastungen ab, die beim Springen oder schnelleren Laufen entstehen.

WIRBEL FÜR DIE STATIK

7 Halswirbel, 12 Brustwirbel und 5 Lendenwirbel – das sind die beweglichen Glieder der Wirbelsäule, die »echten« Wirbel. Den unteren Abschluss bilden 5 unbewegliche, zu einer Knochenplatte verschmolzene Kreuzbeinwirbel und 4 bis 5 weitere Wirbel, die zum Steißbein verwachsen sind. Insgesamt haben wir also 33 oder 34 Wirbel und keiner gleicht dem anderen. Je nach Lage und Aufgabe sind die Wirbelkörper unterschiedlich aufgebaut, um ihre Funktion optimal erfüllen zu können:

Die kleinen Halswirbel sind besonders beweglich, sodass wir gut in alle Richtungen schauen können. Damit sie stabil bleiben, ist die Halsmuskulatur unerlässlich. Sie muss sowieso schon hart arbeiten, weil der Schwerpunkt des Kopfs vor der Wirbelsäule liegt. Wenn wir dann noch viel sitzen und

MORGENS GRÖSSER ALS ABENDS

Morgens sind Sie ein bis zwei Zentimeter länger als abends. Das liegt an den Schwingungen der Wirbelsäule im Tagesverlauf: Dadurch wird ihre Krümmung stärker – und Sie werden kleiner. Doch nach den Anstrengungen des Tages streckt sich die Wirbelsäule nachts während des Schlafs wieder. Tagsüber hilft dagegen recken und dehnen.

unseren Kopf dabei nach vorn schieben, wie es am PC oft passiert, verlangen wir Hochleistungen von den Halsmuskeln. Die unangenehme Folge sind häufig Verspannungen, und zwar nicht nur im Halsbereich, sondern auch in Nacken und Schultern. Die kleinen Scaleni-Muskeln am Hals reichen nämlich bis zu den beiden oberen Rippen rechts und links hinab.

Die Brustwirbel sind deutlich größer und ziemlich unbeweglich, weil dort die Rippen ansetzen und einen schützenden Brustkorb für die Lunge bilden. Das hat den angenehmen Nebeneffekt, dass es hier selten zu Problemen kommt, mit einer Ausnahme: Sitzen wir ständig mit nach vorn fallenden Schultern, verstärkt sich die natürliche Krümmung der Wirbelsäule und es entsteht ein Rundrücken. Damit sehen Sie nicht nur alt aus, sondern die gesamte Statik des Körpers wird beeinflusst, sodass vor allem der Nacken- und Schulterbereich oft schmerzt.

Die Lendenwirbel sind am größten, denn sie tragen das meiste Gewicht des Rumpfs – je mehr Sie wiegen – Stichwort »Übergewicht« –, desto mehr Belastung muten Sie Ihrem unteren Rücken zu. – Tatsächlich entstehen hier rund zwei Drittel aller Rückenbeschwerden. Das reicht von nur leichten Verspannungen über Verkrampfungen und Hexenschuss bis hin zu Ischialgie und Bandscheibenvorfällen.

BANDSCHEIBEN ALS PUFFER

Zwischen unseren 24 beweglichen Wirbeln liegt jeweils eine passende Bandscheibe. Diese »Stoßdämpfer« machen insgesamt etwa 25 Prozent der Gesamtlänge der Wirbelsäule aus. Eine große Bandscheibe ist etwa zehn Millimeter dick. Der äußere Teil besteht aus Knorpelfasern, die gleichzeitig die Verbindung zu den Wirbeln darstellen. Das Innere besteht aus einer gallertartigen, zähen Flüssigkeit in einem Kerngehäuse, dessen Hauptbestandteil Wasser ist. Dadurch sind Bandscheiben sehr elastisch und wirken als Puffer zwischen Wirbeln. Sie können große Lasten bis zu 1500 Kilogramm tragen.

Da Bandscheiben kaum durchblutet sind, können sie nicht wie die Muskeln und Organe über den Blutkreislauf versorgt werden, sondern nutzen die sogenannte Osmose: Wie bei einem nassen Schwamm wird bei Belastung Flüssigkeit aus der Bandscheibe herausgedrückt und bei Entlastung geschieht das Gegenteil, Flüssigkeit wird folglich aufgesaugt und lebenswichtige Nährstoffe dringen ein. Dieser osmotische Prozess liefert Aminosäuren, Glukose und Sauerstoff. Be- und Entlastung sind die einzigen Nahrungsquellen für die Bandscheibe! Sie hängt darum »am Tropf« der Bewegung. Wenn Sie lange starr sitzen, fehlt dieser Wechsel. Aber schon beim Gehen werden die Bandscheiben durchgeknetet und die Versorgung beginnt.

WIRBELGELENKE UND BÄNDER FÜR DIE BEWEGLICHKEIT

Jeder Wirbelkörper ist mit seinen Nachbarn durch kleine Gelenke verbunden. Obwohl sehr klein und filigran gebaut, handelt es sich um echte Gelenke mit Knorpel, Gelenkkapsel und sichernden Bändern. Besonders wichtig ist die jeweils zugeordnete Tiefenmuskulatur *(Seite 13)*, die diese kleinen Gelenke bewegt, aber auch kontrolliert. Alle Gelenke führen relativ große Bewegungen aus, deshalb ist die sichernde und stabilisierende Muskulatur so wichtig. Ohne muskuläre Hilfe und Unterstützung könnten die Gelenkflächen verrutschen oder sogar verkanten.

Neben der tiefen Rückenmuskulatur sichern vor allem die Bänder die Wirbel an ihrem Platz: Das vordere Längsband zieht sich über die komplette Vorderseite der Wirbelsäule, das hintere über die Rückseite und die Ligamenta flava, auch gelbe Bänder genannt, stabilisieren jeweils zwischen zwei Wirbeln. Die Bänder enthalten empfindliche Nervenfasern, die bei Druck oder Verspannung reagieren. Viele kleinere Bänder sorgen zusätzlich dafür, dass die Wirbel an ihrem Platz bleiben. Sie alle können ihre Aufgaben jedoch nur erfüllen, wenn sie straff gespannt sind. Wenn wir uns wenig bewegen und wenn wir älter werden und damit die Bandscheiben dünner, erschlaffen die Bänder und sowohl Wirbel als auch Bandscheiben können dann aus ihrer Position rutschen. Damit das nicht passiert und schlimme Rückenschmerzen auftreten, ist es wichtig, die Bänder durch reichlich Bewegung und genügend Wassertrinken elastisch zu halten.

VIEL WASSER TRINKEN FÜR MEHR ELASTIZITÄT

Mit zunehmendem Alter nimmt der Wassergehalt in den Bandscheibenkernen und in den Bändern ab – und damit auch deren Elastizität. Deshalb gilt: Trinken Sie unbedingt zwei bis drei Liter am Tag. Ob das Wasser aber auch wirklich in Bandscheiben und Bändern ankommt, hängt davon ab, ob Sie sich bewegen. Denn nur durch den Wechsel von Druck und Entspannung wird Flüssigkeit in die Bandscheibe und in die Bänder gepumpt. In Verbindung mit ständiger Bewegung ist Wasser eine echte Anti-Aging-Kur für Bandscheiben, Bänder und damit für den ganzen Rücken.

Test: Wie beweglich ist Ihr Rücken?

Durch Bewegungsmangel verkürzen sich ganze Muskelgruppen und verlieren so an Leistungsfähigkeit. Testen Sie, wie es bei Ihnen aussieht. Der Test ist schnell gemacht und Sie benötigen als Hilfsmittel nur einen Tisch und einen Stuhl. Wiederholen Sie den Test, wenn Sie einen Monat trainiert haben, und erfreuen Sie sich an Ihren Fortschritten.

BEINHEBEN

Das Hüftgelenk und die Beweglichkeit der Oberschenkelrückseite sind entscheidend für die Beweglichkeit des Rückens.

Legen Sie sich auf den Rücken. Das Hüftgelenk sollte direkt neben einem Tischbein liegen. Strecken Sie die Beine aus.

Führen Sie ein Bein möglichst gestreckt nach oben und weiter in Richtung Kopf. Sie können die Bewegung unterstützen, indem Sie das Bein mit den Händen umfassen und zu sich ziehen.

Achten Sie darauf, wie weit sich Ihr Bein dem Tischbein angenähert hat. Dann wechseln Sie das Bein.

BEWERTUNG:

Gut: Sie können Ihre Beine über die Senkrechte des Tischbeins ziehen. Der Winkel zu dem am Boden liegenden Bein ist größer als 90 Grad.

Befriedigend: Sie können das Tischbein erreichen und der Winkel beträgt etwa 90 Grad.

Schlecht: Sie können das Tischbein nicht erreichen. Der Winkel ist kleiner als 90 Grad.

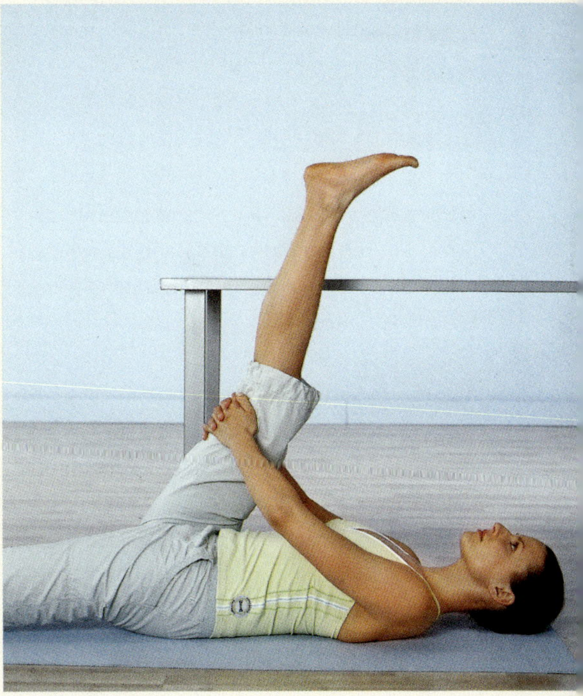

VORBEUGE

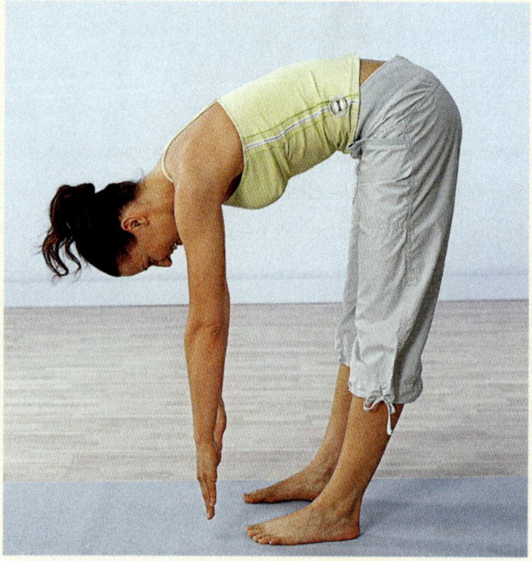

Stellen Sie sich aufrecht hin und beugen Sie sich so weit wie möglich nach vorn-unten. Halten Sie die Beine etwa hüftbreit gestreckt.

BEWERTUNG:

Gut: Ihre Fingerspitzen erreichen Ihre Füße oder den Boden.
Mittelmäßig: Die Fingerspitzen reichen bis zur Mitte des Unterschenkels, etwa eine Handbreit über den Fußknöcheln.
Schlecht: Die Finger reichen bis zum Knie oder knapp darunter.

SEITNEIGUNG

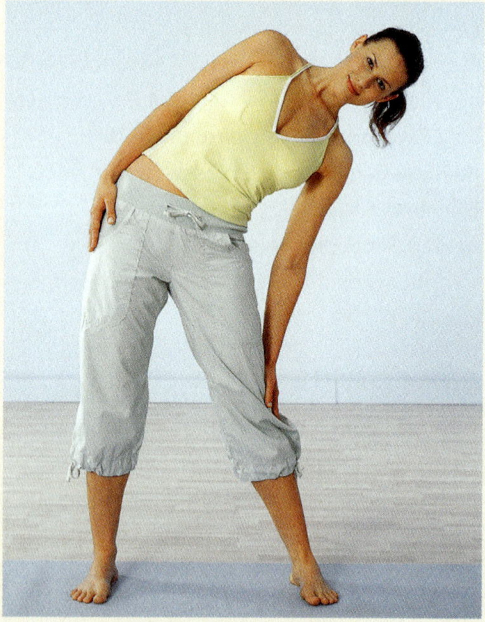

Neigen Sie sich aus dem Stand langsam zur Seite. Führen Sie dabei die Hand so weit wie möglich am Bein entlang nach unten. Testen Sie beide Seiten.

BEWERTUNG:

Gut: Sie erreichen mit den Fingerspitzen die Mitte des Unterschenkels oder kommen noch tiefer.
Mittel: Sie können mit den Fingern über das Kniegelenk hinaus den Unterschenkel errei-chen.
Schlecht: Sie erreichen mit Mühe gerade das Kniegelenk.

DREHUNG

Setzen Sie sich aufrecht auf einen Stuhl. Die Beine stehen etwa schulterbreit auseinander. Verschränken Sie die Arme locker vor der Brust. Ihre Aufgabe ist es nun, die Schultern langsam so weit wie möglich nach rechts und links zu drehen. Der Kopf folgt dabei immer der Bewegung der Schultern.

BEWERTUNG:

Gut: Sie können Ihre Wirbelsäule so weit drehen, dass die Position Ihrer Schultern – wenn Sie sich das Zifferblatt einer Uhr vorstellen – mindestens der Position zehn Minuten nach oder vor 12 Uhr entspricht.

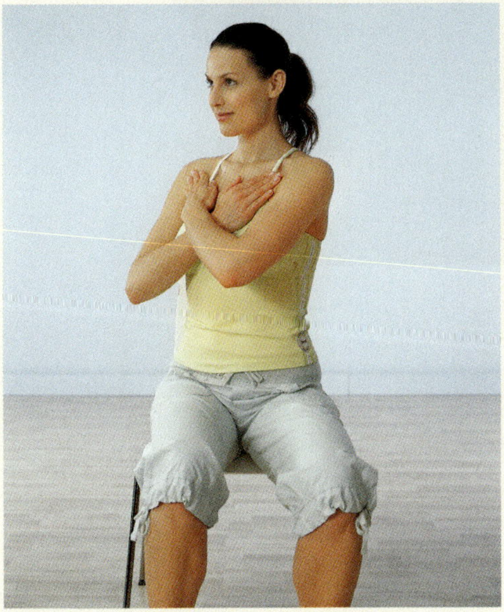

Mittelmäßig: Ihre Schultern können sich auf dem Ziffernblatt bis zur Position fünf bis zehn Minuten nach oder vor zwölf Uhr bewegen.

Schlecht: Ihre Drehung erreicht kaum die Position fünf Minuten nach oder vor zwölf Uhr.

GESAMTERGEBNIS DES TESTS

Überwiegend (drei- oder viermal) gut: Das ist richtig gut. Ihre Muskulatur ist in einem sehr guten Zustand. Machen Sie weiter so und Ihr Rücken bleibt fit und beweglich.

Drei- bis viermal mittelmäßig: Ihre Beweglichkeit ist gar nicht so schlecht, könnte aber durch regelmäßiges Training noch verbessert werden.

Ein- bis zweimal schlecht: Sie haben ein deutliches Bewegungsdefizit, gegen das Sie schnell etwas unternehmen sollten. Trainieren Sie mit den Übungen *ab Seite 34* zwei- bis dreimal pro Woche und fordern Sie Ihre Muskulatur.

Drei- bis viermal schlecht: Es ist höchste Zeit, dass Sie sich um Ihren Rücken kümmern. Große Abschnitte sind besonders problematisch. Diese sollten Sie sofort angehen. Krafttraining sollte von nun an zu Ihrem täglichen Pflichtprogramm gehören. Wenn Sie nicht gern allein trainieren, suchen Sie sich eine Gruppe Gleichgesinnter.

Schmerz: die Sprache des Körpers

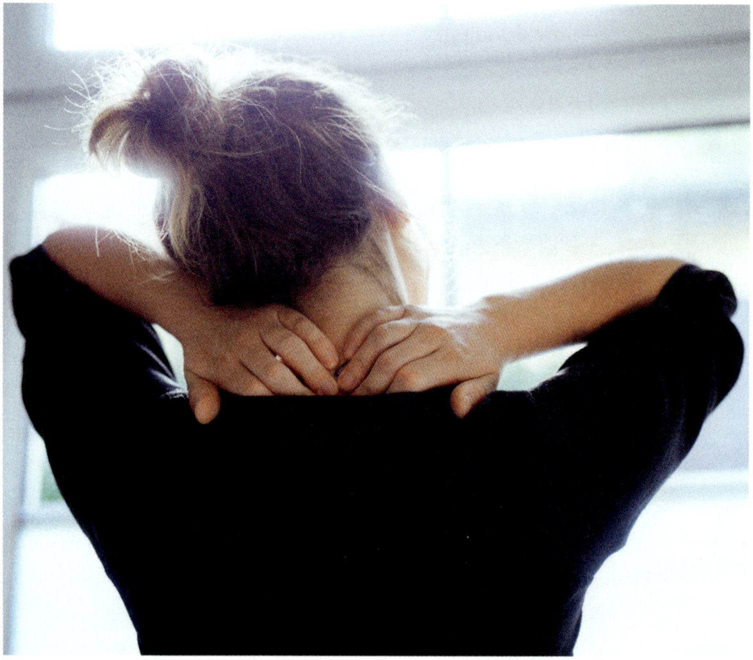

Gefühlt sind ein steifer Nacken, verspannte Schultern oder Schmerzen im unteren Rücken ganz plötzlich da. Aber ist das wirklich so? Wenn wir ehrlich sind, gab es schon Anzeichen dafür. Unser Körper schickt uns nämlich meist Signale, die wir nur wahrnehmen müssen.

Messfühler senden Informationen

Überall in unserem Körper und speziell in unseren Muskeln befinden sich winzige Messorgane, sogenannte Rezeptoren, und nehmen Informationen aus dem Organismus und der Umwelt auf. Dazu gehören Wärme und Kälte, Anspannung und Entspannung in den Muskeln ebenso wie Druckänderungen im Gewebe, Wechsel der Gelenkstellung, Abweichung der Hautspannung, um nur einige wenige Beispiele zu nennen.

RÜCKENMARK UND GEHIRN: INSTANZEN, DIE ENTSCHEIDEN

All diese Informationen gehören zur Eigenwahrnehmung, auch Propriozeption genannt. Sie werden über die Nerven ans Rückenmark weitergeleitet und dort wird entschieden, was in die Kommandozentrale, unser Gehirn, übermittelt wird. Ganz viele Reize schaffen es gar nicht erst dorthin. Unser Gehirn entscheidet dann, welche Informationen so wichtig sind, dass darauf reagiert werden muss. Nur aufgrund dieser Botschaften aus dem Körper können wir ein edles Porzellan viel sanfter anfassen als einen großen Kaffeepott, auf einer Hängebrücke anders gehen als auf einem asphaltierten Weg und mit unseren Händen sowohl schlagen als auch streicheln. Und auf diesem Weg wird auch über den Schmerz entschieden.

REZEPTOREN ARBEITEN IM HINTERGRUND

Zu den wichtigsten muskulären Rezeptoren gehören, Muskelspindeln, Sehnenspindeln und Gelenkrezeptoren. Muskelspindeln befinden sich in allen Muskeln des Körpers und heißen so, weil eine Nervenfaser spiralförmig um eine Muskelfaser gewickelt ist. Diese Rezeptoren messen die Muskellänge und -dehnung und schützen den Muskel vor Verletzungen bei Überdehnung. Gleichzeitig sorgen sie dafür, dass sich die Muskeln entspannen können, wenn sie nicht gebraucht werden.

Sehnenspindeln, auch als Golgi-Sehnenorgane bekannt, befinden sich an der Verbindungsstelle von Muskeln und Sehnen. Sie sind kleine flüssigkeitsgefüllte Messeinheiten, die sowohl die Dehnung als auch die Spannung und Kraft eines Muskels messen. Damit geben sie Auskunft über seine Kontraktion und gleichzeitig über die Stellung eines Gelenks.

Gelenkrezeptoren wie die Vater-Pacini-Körperchen und die Ruffini-Körperchen befinden sich vor allem in der Gelenkkapsel und in den Bändern am Gelenkansatz. Sie erfassen die Stellung, die Bewegungsgeschwindigkeit und Vibrationen.

Die Propriozeption läuft meist von uns unbemerkt im Hintergrund ab. Mit einem guten Körperbewusstsein jedoch können wir wahrnehmen, wie es unserem Organismus geht, und entsprechend reagieren. Spüren Sie jetzt einmal in Ihren Körper hinein: Ist er kalt oder warm? Gibt es Bereiche, die angespannt sind? Oder ist alles schön locker? Braucht er Wasser? Beispielsweise gilt für die Rückenmuskulatur – und alle anderen Muskeln – dasselbe wie für Bänder und Bandscheiben: Sie brauchen regelmäßig Wasser, um elastisch zu bleiben. Wenn Sie mit dem Trinken warten, bis Sie richtig durstig sind, dann leidet Ihr Organismus bereits unter akutem Wassermangel. Deswegen ist es sinnvoll, auch ohne Durst über den Tag verteilt rund zwei Liter Wasser zu trinken. Wenn Sie Wasser pur nicht so gern mögen, peppen Sie es einfach auf mit Aromen aus der Natur wie Zitronen oder Ingwer.

Schmerz – das körpereigene Alarmsystem

Schmerzen sind für uns unangenehm, aber aus Sicht des Körpers etwas Gutes: Sie sollen bei uns eine Verhaltensänderung bewirken und dadurch verhindern, dass Schlimmeres passiert. Wir unterscheiden drei Stufen:
Der **Überlastungsschmerz** als unterste Stufe äußert sich fast immer in muskulären Verspannungen und verschwindet recht schnell, wenn die Ursache beseitigt wird. Schulter-Nacken-Schmerzen sind ein typisches Beispiel: Regelmäßige Pausen und Entspannungseinheiten, für die Sie im praktischen Teil viele Anregungen finden, schaffen schnelle Abhilfe.
Der **Alarmschmerz** als zweite Stufe lässt sich nicht ignorieren, denn er tut richtig weh. Bekanntestes Beispiel ist der Hexenschuss: Plötzlich und unerwartet verspannt die Muskulatur im unteren Rücken so stark, dass Betroffene sich kaum noch bewegen können. Drei Viertel der Rückenschmerzen fallen in diese Kategorie. Sie schmerzen sehr, gehen aber mit dem richtigen Verhalten (in der Regel ein paar Tage entzündungshemmende Schmerzmedikamente und dann wieder nach und nach mehr Bewegung) nach vier bis sechs Wochen wieder weg.
Wer nach Schmerzen der Stufe zwei wieder in sein altes bewegungsarmes Sitzleben zurückfällt, riskiert den **Schädigungsschmerz** als dritte und letzte Stufe. Zum Glück kommt das selten vor, denn das bedeutet massive Schäden an den Rückenstrukturen. Bekannt sind der Bandscheibenvorfall, aber auch das Facettensyndrom. Bei Letzterem sind die kleinen Zwischenwirbelgelenke abgenutzt und entzündet. Betroffen sind in den meisten Fällen die Hals- oder die Lendenwirbelsäule.

»STILLE« BANDSCHEIBENVORFÄLLE

Da unser Gehirn darüber entscheidet, ob wir Schmerzen verspüren oder nicht, tut längst nicht jeder Bandscheibenvorfall weh. Viele Menschen über 60 sind verwundert, wenn sie nach einem MRT erfahren, dass sie mehrere Bandscheibenvorfälle haben, die aber gar nicht schmerzen, und dass der Arzt diese nicht überbewertet: Wenn die Bandscheibe das umliegende Gewebe nicht schädigt, löst das Gehirn keinen Alarm aus.

SCHMERZEN NEU BEWERTEN

Ja: Sie sollen akute Schmerzen nicht ignorieren, sondern wie gerade dargestellt wahrnehmen und darauf angemessen reagieren.
Aber: Machen Sie sie nicht zu Ihrem Lebensmittelpunkt! Das gilt besonders für chronische Schmerzen, denn bei ihnen hängen Ursache und Wirkung nicht mehr zusammen: Das Nervensystem ist überempfindlich geworden gegen alles, was schmerzhaft sein könnte. Selbst kleinste Berührungen tun dann weh: Der Schmerz hat sich verselbstständigt und seine Bedeutung als Warnung verloren. Das passiert bei etwa 15 Prozent der Rückenschmerzen und bedeutet: Sie sind nicht rücken-, sondern schmerzkrank. Damit es nicht dazu kommt, sollten Sie Rückenschmerzen nicht überbewerten und schnell wieder zur Normalität zurückkehren.

SCHMERZEN SIND INDIVIDUELL

Jeder Mensch empfindet Schmerzen anders, deswegen bringt es in diesem Bereich nichts, sich mit anderen zu vergleichen. Es geht um Ihren individuellen Schmerz, der sich vermutlich jetzt ganz anders anfühlt als gestern oder morgen.
Wo stehen Sie in diesem Moment auf einer Skala von 0 bis 10?

Kein Schmerz   sehr starker Schmerz
0--|--|--|--|--5--|--|--|--|--10

Protokollieren Sie Ihren Schmerz täglich, dann können Sie sehen, wie er sich durch die Übungen in diesem Buch verändert. Schreiben Sie zusätzlich die Umstände wie Ruhe, Entspannung, Spaß, Stress … auf, damit Ihnen auch diese Einflüsse deutlich werden. So entsteht ein Schmerztagebuch, mit dem Sie die Zusammenhänge zwischen Ihrem Rücken, Ihrer Seele und Ihren Alltagsbelastungen aufdecken können.

Stress: unterschätzte Schmerzursache

Eins vorweg: Stress ist nicht grundsätzlich etwas Schlechtes. Er macht uns aufmerksam und aktiviert uns, sodass wir all unsere Energie auf eine herausfordernde Aufgabe richten können. Ein gutes Beispiel ist das Lampenfieber: Die Nervosität vor einer Prüfung oder Präsentation lässt uns hellwach in die Situation gehen. Auch in gefährlichen oder gar lebensbedrohlichen Situationen kann die körperliche Stressreaktion unsere Rettung sein, weil sie unsere letzten Energiereserven aktiviert, uns mit aller Kraft zu wehren oder wegzulaufen.

Anders sieht es leider aus, wenn wir in unserem Alltag unter Dauerstress leiden. Zur natürlichen Stressreaktion gehört nämlich die Anspannung unserer Muskulatur – und Dauerstress führt zu Daueranspannung. Dadurch verhärtet sich die Muskulatur. Der Bereich um Nacken und Schultern ist davon besonders betroffen, denn hier wirkt sich noch eine weitere instinktive Körperreaktion aus: Es ist ein natürlicher »Reflex«, den Kopf einzuziehen und die Schultern hochzuziehen, sich wegzuducken, um sich zu schützen, wenn man sich bedroht oder ängstlich fühlt. Die Säbelzahntiger unseres Alltags sind vielfältig: vom Gespräch mit dem Chef, der mäkelnden Schwiegermutter, der Mental Load im Familienalltag, dem pflegebedürftigen Vater bis zur Verdichtung unserer Arbeitsaufgaben. Egal, mit welcher Art von Dauerstress Sie zurechtkommen müssen, Ihrer Seele und Ihrem Rücken zuliebe sollten Sie zwei grundlegende Dinge tun:

1. Sorgen Sie für Unterbrechungen Ihrer Dauerbelastung, für kurze, mittlere und lange Atempausen.
2. Versuchen Sie, die Situation zu ändern, eventuell auch mit professioneller Hilfe.

Einen dauerhaften Wandel der Lage zu erreichen, ist leider in vielen Fällen nur langfristig möglich. Doch den akuten Dauerstress wahrzunehmen und zu unterbrechen, ist möglich mit den 60-Sekunden-Ritualen und 5-Minuten-Programmen im nächsten Kapitel. Und wenn gar nichts geht: Atmen geht immer!

MIT DER ATMUNG GEGEN STRESS

Stresshormone beschleunigen die Atmung und sie wird flach, sodass viel zu wenig Sauerstoff ins Gehirn gelangt. Atmen Sie daher in stressigen Situationen ganz bewusst:

- *Um innere Ruhe zu finden, atmen Sie aktiv dreimal tief ein und aus.*
- *Gegen Ärger und Aufregung atmen Sie ein paarmal sehr langsam tief ein und aus. Dann etwa 15-mal normal ein- und schnell ausatmen. Dann atmen Sie normal ein und halten den Atem eine Weile an. Spüren Sie, wie sich die Energie in Ihrem Körper verteilt.*

FAQ

Nachgefragt: Schmerzen und ihre Ursachen

Schmerzen haben nicht immer ihre Ursache genau dort, wo sie auftreten. Auch der Rücken kann ausstrahlen.

Meine Hände schlafen oft ein. Kann das von der Wirbelsäule kommen?

Schmerzen oder Taubheitsgefühle, die in die Hände oder Arme ausstrahlen, können von einer Verspannung der Nackenmuskulatur herrühren. Sie können aber auch durch Nervenreizungen oder Verschleißerscheinungen der Halswirbelsäule ausgelöst werden. Taubheitsgefühle, die durch Muskelverspannungen hervorgerufen werden, halten in der Regel nur relativ kurz an und verschwinden mit zunehmender Bewegung wieder. Um zu testen, ob tatsächlich eine Muskelverspannung die Ursache für das Taubheitsgefühl ist, schütteln Sie die Arme kräftig. Verschwindet das Symptom, spricht das eher dafür. Wenn nicht, gehen Sie sicherheitshalber zum Arzt.

Können Kopfschmerzen oder Migräne vom Rücken kommen?

Die Ursachen für Kopfschmerzen und Migräne sind vielfältig. Fragen Sie auf jeden Fall Ihren Arzt. Vor allem Verspannungen der Schulter-, Nacken- und Halsmuskulatur können solche Schmerzen auslösen.

Wann sollte ich bei Rückenschmerzen zum Arzt gehen?

Über 80 Prozent der Beschwerden verschwinden wieder von selbst. Wenn Sie jedoch zum ersten Mal Rückenschmerzen haben und sich nicht sicher sind oder wenn Sie sehr starke Schmerzen oder gar neurologische Ausfälle haben, sollten Sie rasch einen Arzt aufsuchen.

Altert auch die Wirbelsäule?

Früher glaubte man, dass alle Rückenprobleme auf eine altersbedingte Degeneration zurückzuführen sind. Die Degeneration ist jedoch in drei Viertel der Fälle genetisch bedingt. Altern ist also fast nur eine Frage des richtigen Umgangs mit der Wirbelsäule. Eine gut »gepflegte« Wirbelsäule ist im Alter fitter als eine »ungepflegte« jugendliche.

Können Nahrungsergänzungsmittel Rückenschmerzen vorbeugen?

Als Vorbeugung gegen Rückenschmerzen ist die Wirkung von Nahrungsergänzungsmitteln eher fraglich. Es genügt, sich ausgewogen und gesund zu ernähren.

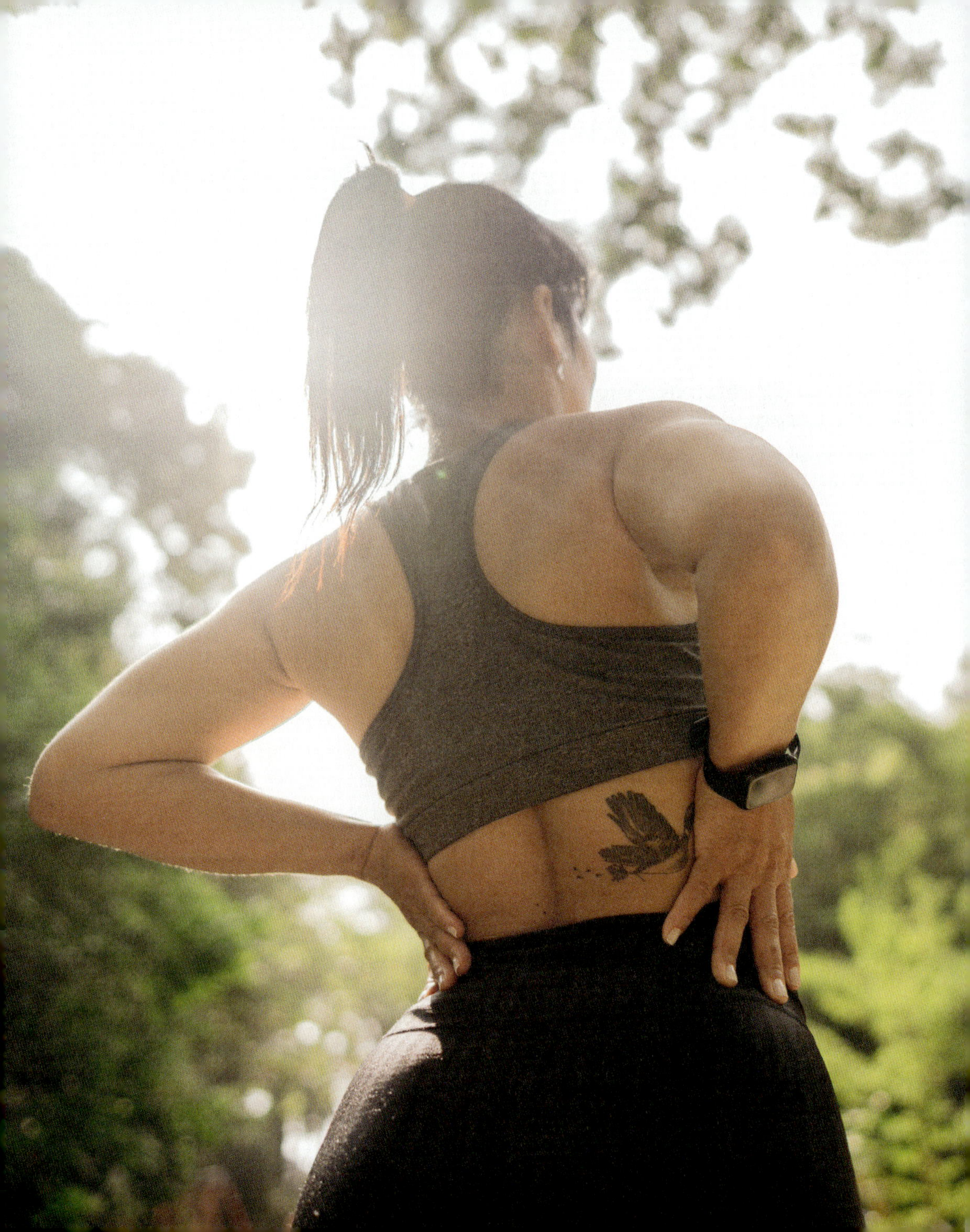

Aktiv für den Rücken

Bewegung ist das Lebenselixier für unseren Körper, gerade wenn wir ihn mit viel Sitzen quälen (müssen). Ich zeige Ihnen, was er braucht und wie Sie es angehen, selbst wenn Sie denken, keine Zeit dafür zu haben.

Raus aus der Sitzfalle

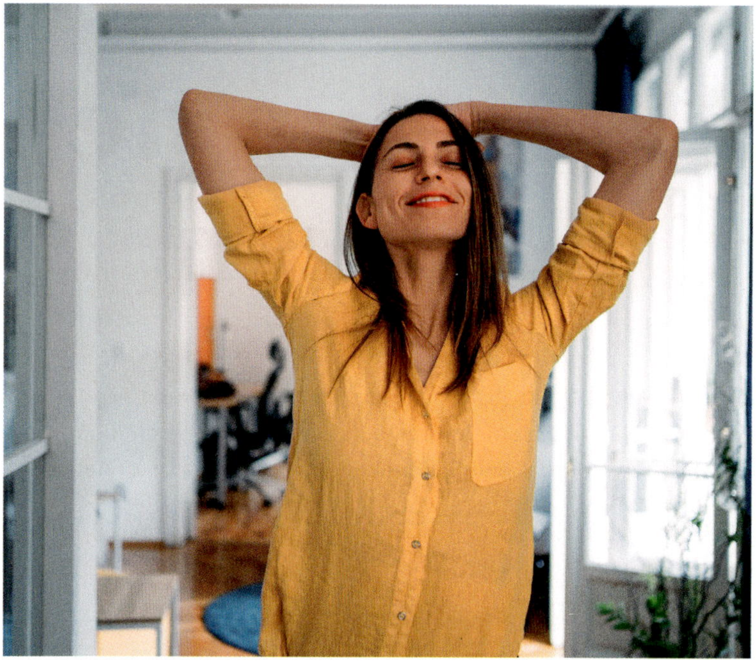

Jede Ihrer Körperzellen profitiert von Bewegung, denn nur dadurch werden sie gut ernährt und entgiftet. Nur Bewegung transportiert ausreichend Sauerstoff, Nährstoffe und Flüssigkeit in die Zellen hinein und verbrauchte Stoffe heraus. So bleiben Sie wach und Ihre Muskeln schmerzfrei.

Sie haben rund 500 Muskeln, von denen etwa ein Drittel auf die Wirbelsäule wirken. Wenn Sie Ihre Muskeln pflegen, sie also beweglich und stark halten, ist das der beste Garant für ein Leben ohne Rückenschmerzen. Ihre Muskeln müssen gut gedehnt und gekräftigt werden. Das geht am besten mit Sport und gezielten Übungen, wie ich sie Ihnen in diesem Kapitel vorstelle. Positiver Nebeneffekt: Sie halten damit auch Ihren Stoffwechsel fit und beugen zahlreichen Krankheiten vor. Es lohnt sich also, wenn Sie von Ihrer knappen Zeit ein wenig für die Muskulatur abzwacken.

Die Übungen – einfach und effektiv

Mit den Übungen ab Seite 34 begegnen Sie den Problemen, die langes Sitzen mit sich bringt, sehr wirkungsvoll. Damit Sie sie auch zwischendurch immer wieder in Ihrem Alltag unterbringen können, sind sie unterteilt in Übungen im Sitzen und im Stehen, die auch gut im Büro oder im Auto klappen, sowie in Ganzkörperübungen, die Sie morgens nach dem Aufstehen wach machen oder abends nach getaner Arbeit »runterbringen«. Aus diesen Übungen habe ich Ihnen ab Seite 102 mehrere Programme für unterschiedliche Lebenslagen und Zeitbudgets zusammengestellt.

SO TRAINIEREN SIE RICHTIG

Wenn Sie eher untrainiert sind, beginnen Sie mit den Übungen und Programmen, die Ihnen leichtfallen. Trainieren Sie möglichst dreimal pro Woche. Achten Sie auf eine korrekte Ausführung. Nach und nach wagen Sie sich auch an die schwierigeren Übungen und werden so mit der Zeit immer fitter.
Die Wiederholungszahl bei den Übungen ist nur ein Richtwert. Die richtige Belastung haben Sie erreicht, wenn die arbeitende Muskulatur »brennt«. Das ist ein Zeichen dafür, dass sie erschöpft ist. Erst dann sollten Sie aufhören, nicht schon vorher. Dauert es lange bis zum Brennen, ist die Übung zu leicht. Dann sollten Sie eine schwierigere wählen.

BASICS FÜRS TRAINING

Wenn Sie eine Übung einmal durchführen, ist das eine Wiederholung. Eine bestimmte Anzahl von Wiederholungen heißt Serie oder Satz. Machen Sie zwischen den Sätzen sowie zwischen den Übungen etwa 20 bis 60 Sekunden Pause.

10 Gründe, noch heute mit täglicher Bewegung zu starten

Schon mit 15 bis 30 Minuten gezielter körperlicher Aktivität täglich profitieren Sie von den Benefits der Bewegung.

1.

Bewegung stärkt das Herz-Kreislauf-System. Sie steigert die Ausdauer, kräftigt den Herzmuskel und spült Giftstoffe aus dem Körper.

2.

Bewegung nährt die Bandscheiben und »schmiert« die Gelenke. So bleiben sie funktionstüchtig.

3.

Bewegung kräftigt die Muskulatur. Straffe und kräftige Muskeln sind nicht nur etwas fürs Auge, sondern auch für die Gesundheit.

4.

Bewegung hält bis ins hohe Alter fit, flexibel und vital.

5.

Bewegung gibt Kraft und Energie. Sie steigert die Leistungsfähigkeit. Alles fällt leichter.

6.

Bewegung verbraucht Energie. Kalorien werden verbrannt, Fett verschwindet und Muskeln wachsen – ideale Voraussetzungen für eine gute Figur.

7.

Bewegung baut Stress ab. Die Belastungen des Alltags lassen sich leichter bewältigen.

8.

Bewegung macht jünger. Sie ist damit das natürlichste Anti-Aging-Mittel. Sauerstoff in den Zellen sorgt für lebenslange Vitalität.

9.

Bewegung fördert das Körperbewusstsein. So merken Sie schnell, was in Ihrem Körper passiert. Der Körper wird zum Vertrauten.

10.

Bewegung stärkt das Immunsystem. Erkältungen und Infektionen können Ihnen nichts mehr anhaben.

Dehnen – mehr als eine Wohltat für den Rücken

Verspannte Muskeln sind verkürzte Muskeln und üben dadurch mehr Zug auf die Wirbelsäule aus, als sie sollten. Deshalb ist es gut und wichtig, wenn unsere Muskulatur ihre natürliche Länge hat oder zurückgewinnt. Das Strecken, Recken und Räkeln beim Sitzen zwischendurch tut gut und ist eine erste Hilfe gegen die Verspannungen. Noch effektiver sind gezielte Dehnübungen. Sie halten den gesamten Bewegungsapparat mobil, also Muskeln, Bänder, Sehnen, Gelenke und Knochen. Die Spannung in der Muskulatur wird abgesenkt und die Durchblutung damit verbessert. Ich habe Ihnen auf den nächsten Seiten einige Übungen zusammengestellt, die Sie auch zwischendurch am Schreibtisch machen können. Damit haben Rückenschmerzen kaum noch eine Chance.

STATISCH ODER DYNAMISCH DEHNEN?

Je nachdem, wie Dehnübungen durchführt werden, unterscheidet man zwei grundsätzlich verschiedene Methoden, die jeweils ihre Vor- und Nachteile haben. Das statische Dehnen entspannt die Muskeln besser, während das dynamische Dehnen den gesamten Stoffwechsel sowie die Durchblutung anregt und die Zusammenarbeit der Muskeln untereinander fördert. Deshalb ist es sinnvoll, die Techniken zu kombinieren:

- *Wenn Sie ein reines Dehnprogramm absolvieren möchten, beginnen Sie am besten mit dem dynamischen Dehnen, um Ihre Muskeln für die statischen Übungen aufzuwärmen.*
- *Wenn Sie das Dehnen mit einem Kraft- oder Ausdauertraining kombinieren, sollten Sie das dynamische Dehnen vor und das statische Dehnen nach der Einheit machen.*

Beim statischen Dehnen nehmen Sie eine Dehnhaltung für 30 bis 60 Sekunden ein, je nachdem, wie lange Sie es aushalten. Beim dynamischen Dehnen gehen Sie sanft, kontrolliert und nicht lange – nur 10 bis 15 Sekunden – in die Dehnung, lassen dann ein wenig los und dehnen noch einmal oder federn und wippen ein wenig in der Position. Unabhängig davon, wie Sie dehnen, gilt für alle Dehnmethoden das Gleiche:
Nie über die Schmerzgrenze hinaus dehnen!

Anspannen-Entspannen-Dehnen

Eine besondere Methode, die sowohl das Körpergefühl als auch die Dehnung verbessert, ist das Anspannen-Entspannen-Dehnen (AED), auch Contract-Hold-Relax-Stretch (CHRS) genannt. Dabei spannen Sie die Muskulatur zunächst für maximal 2 bis 10 Sekunden an. Dann entspannen Sie die Muskulatur und nehmen für 5 bis 10 Sekunden die Dehnposition ein. Wiederholen Sie dies dreimal.

Dehnen im Sitzen

Die folgenden Übungen können Sie ohne Probleme auch zwischendurch am Schreibtisch machen und zu Hause im Sessel oder auf dem Sofa sowieso. Sie werden merken, dass schon diese einfachen Übungen ein Gamechanger sind.

KIRSCHEN PFLÜCKEN

1. Setzen Sie sich in der Ausgangsposition aufrecht auf einen Stuhl. Die Beine sind auf dem Boden aufgestellt.
2. Strecken Sie beide Arme abwechselnd zur Decke und greifen Sie nach oben, als ob Sie Kirschen pflücken wollten. (1)

→ *Wiederholen Sie das 15- bis 20-mal oder öfter, wenn Sie mögen.*

Wirkung

+ Die Übung dehnt die Schulter- und Nackenmuskulatur und hält sie beweglich.

Tipp

Strecken und beugen Sie beim Greifen in die Luft auch bewusst Ihre Finger.

Genießen Sie die Dehnung ganz bewusst!

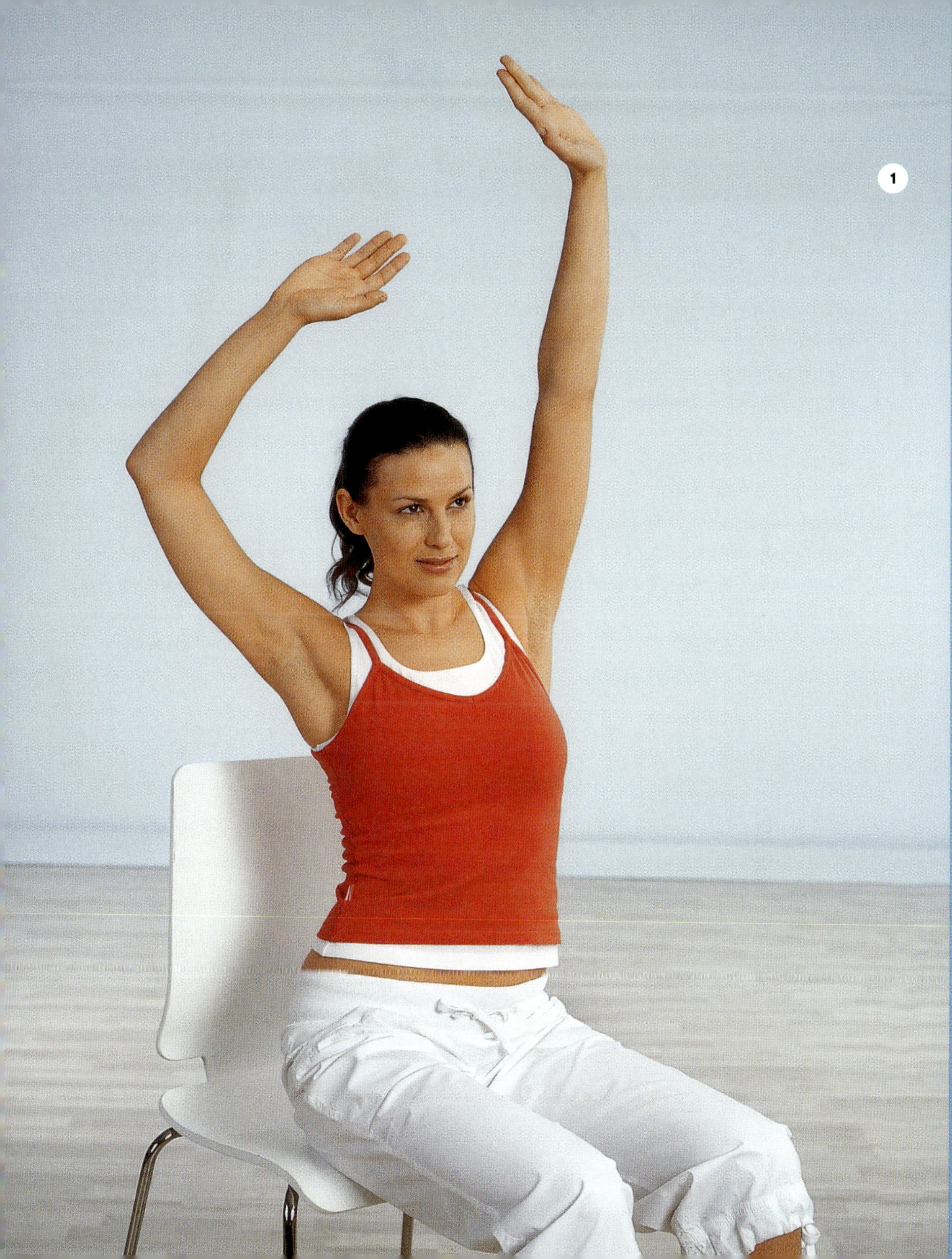
1

SEITNEIGUNG

1 Setzen Sie sich aufrecht auf einen Stuhl. Die Beine sind etwa hüftbreit aufgestellt und die Arme hängen locker neben dem Körper. Rücken- und Bauchmuskulatur sind angespannt.

2 Neigen Sie den Oberkörper zur linken Seite, sodass sich die linke Hand dem Boden nähert. Der Kopf bleibt in Verlängerung der Wirbelsäule. Wenn Sie ein leichtes Ziehen in der rechten Seite spüren, machen Sie es richtig. (1)

→ *Wiederholen Sie die Übung 8- bis 12-mal pro Seite.*

Wirkung

+ Diese Übung dehnt sowohl die Rücken- als auch die Bauchmuskulatur und fördert zugleich die seitliche Mobilität. Dabei wird die tiefe Rückenmuskulatur besonders angesprochen und in ihrer Funktion, der Stabilisation, speziell gefördert und trainiert.

Tipp

Achten Sie darauf, dass Sie mit dem Oberkörper nicht nach vorn kippen. Stellen Sie sich vor, Ihr Oberkörper befände sich zwischen zwei Glasscheiben.

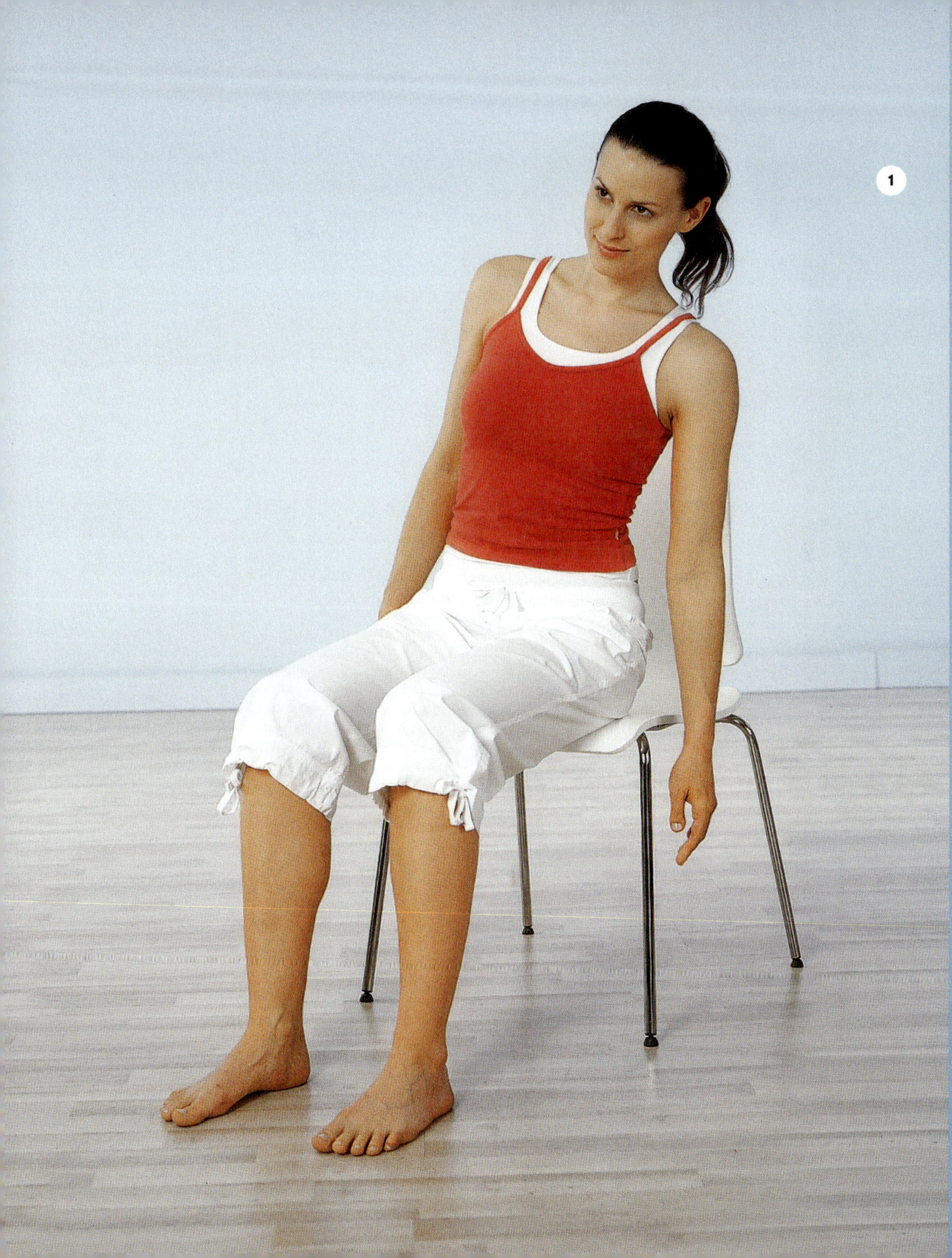

1

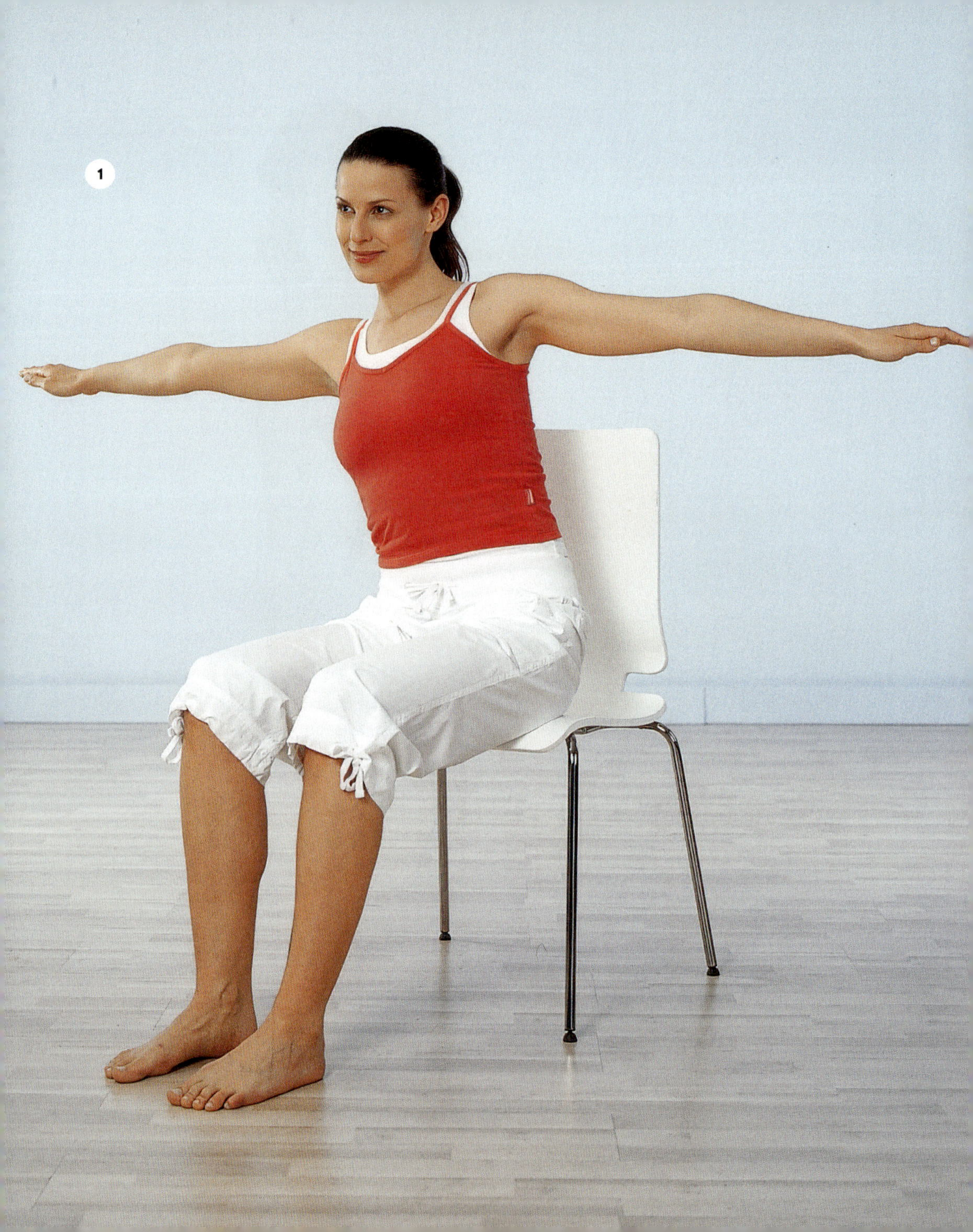
1

WINDSPIEL

1 Setzen Sie sich aufrecht auf einen Stuhl.
2 Strecken Sie die Arme so zur Seite, dass sie eine Parallele zum Boden bilden.
3 Führen Sie nun den Oberkörper langsam zur rechten Seite, bis Sie einen Dehnungsreiz in der Seite spüren. Bleiben Sie 5 Sekunden in dieser Position und wechseln Sie dann die Seite. (1)

→ *Wiederholen Sie die Übung 8- bis 12-mal pro Seite.*

Wirkung

+ Diese Übung dehnt sowohl die Rücken- als auch die Bauchmuskulatur und verbessert gleichzeitig die seitliche Beweglichkeit. Dabei wird besonders die tiefe Rückenmuskulatur aktiviert und gezielt in ihrer stabilisierenden Funktion gefördert und trainiert.

Tipp

Ihr Kopf bleibt gerade, Ihr Blick ist nach vorn gerichtet.

BRUSTÖFFNER

1. Setzen Sie sich auf einen Stuhl. Ihre Füße sind etwa in Hüftbreite vollständig auf dem Boden aufgestellt. Lassen Sie die Arme locker neben dem Körper hängen.
2. Führen Sie die Schultern zunächst nach vorn, die Handflächen zeigen leicht geöffnet nach hinten. Es darf ein leichter Rundrücken entstehen. (1)
3. Führen Sie dann die Schultern zurück, die Schulterblätter nähern sich einander. Die Handflächen zeigen nach vorn. Strecken Sie dabei die Brust raus. Achten Sie darauf, dass Ihre Schultern unten bleiben. (2)

→ *Wiederholen Sie die Übung 10- bis 15-mal.*

Wirkung

+ Der Brustöffner dehnt die Brustmuskulatur. Ist sie entspannt und gedehnt, dann öffnet sie den Brustraum. Das gewährleistet, dass die Wirbelsäule im Brustraum überhaupt rotieren kann. Nur dadurch sind Sie in der Lage, zum Beispiel über die Schulter nach hinten zu schauen.

Tipp

Der Brustöffner erleichtert die Atmung und eignet sich daher gut bei Stress.

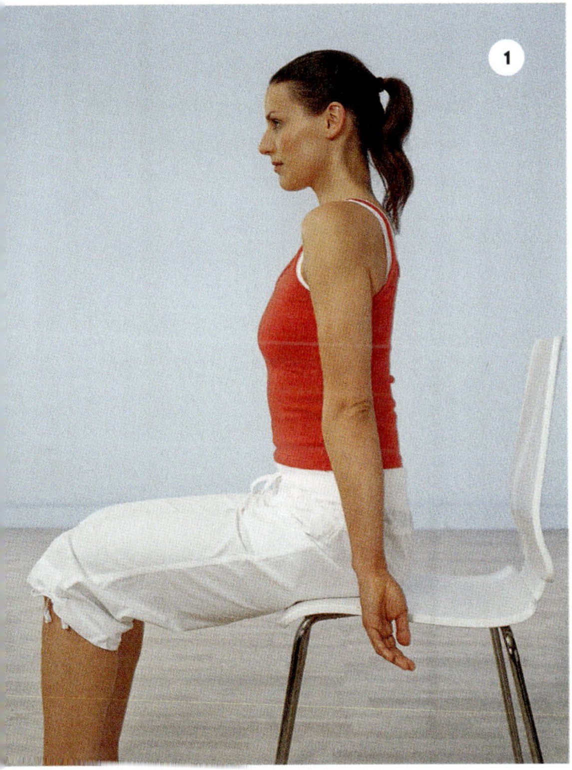
1

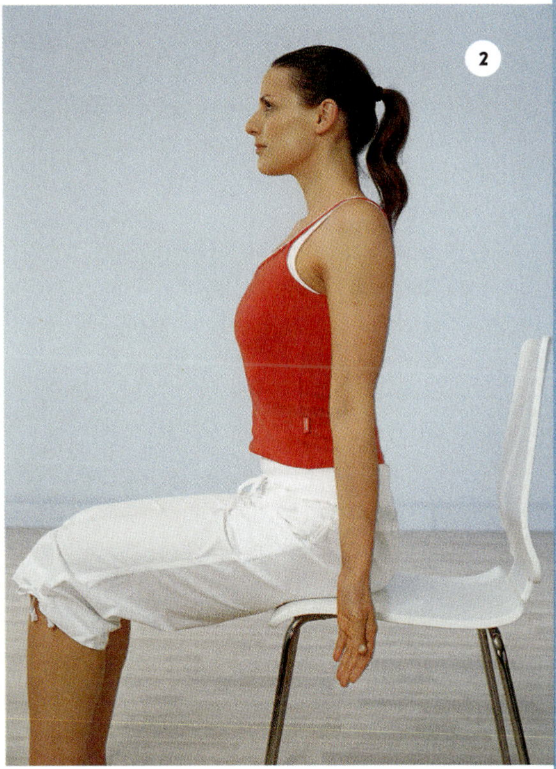
2

STOPP

1. Setzen Sie sich aufrecht auf einen Stuhl. Die Beine sind hüftbreit auf dem Boden aufgestellt, die linke Hand liegt auf dem rechten Oberschenkel.
2. Heben Sie den rechten Arm auf Schulterhöhe – der Unterarm ist angewinkelt. Die Hand zeigt senkrecht zur Decke. (1)
3. Führen Sie nun den rechten Arm vor der linken Schulter vorbei, den Blick zur rechten Hand gerichtet.
4. Stoppen Sie die Bewegung, sobald Sie ein leichtes Ziehen in der Nacken- und Schultermuskulatur spüren. (2)

→ *Halten Sie diese Position 10 bis 15 Sekunden lang.*

Wirkung

+ Die Übung dehnt die Schulter- und Nackenmuskulatur und hält sie beweglich.

Tipp

Achten Sie darauf, dass Sie das Hüftgelenk bei dieser Übung stabil halten, also nicht mitdrehen.

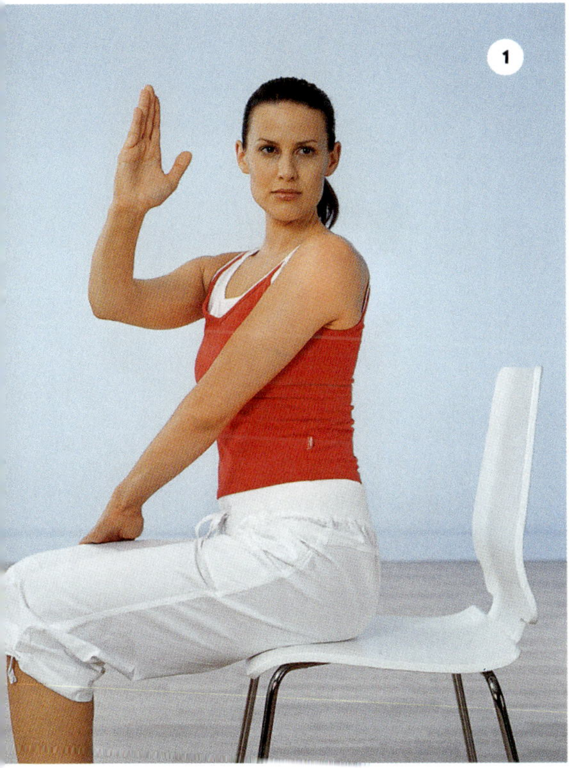
1

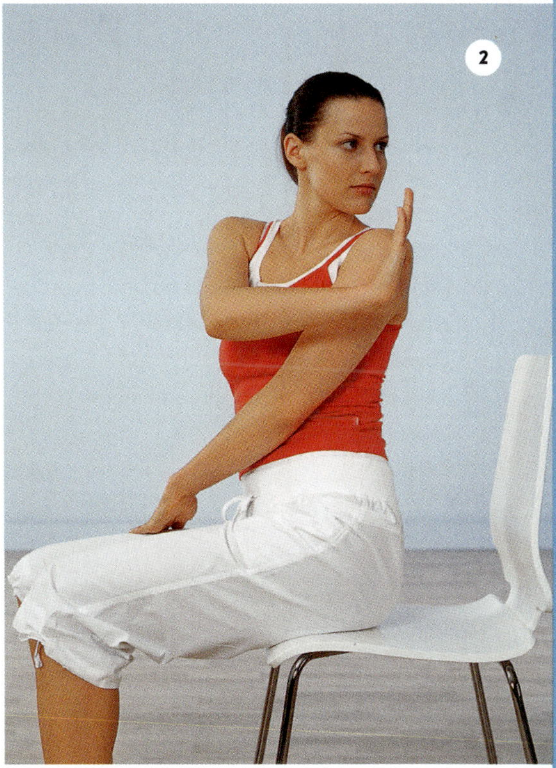
2

Entspannen im Sitzen

Wenn Sie diese Übungen zur Entspannung zwischendurch nutzen, erholt sich nicht nur Ihr Geist. Auch die Muskulatur profitiert davon: Sie wird mit Energie versorgt und kann sich ein wenig regenerieren.

DENKER

1 Setzen Sie sich auf einen Stuhl. Die Füße stehen schulterbreit auseinander, die Arme hängen locker neben dem Körper.
2 Legen Sie die Unterarme auf den Oberschenkeln ab. Die Hände hängen zwischen den Beinen nach unten. Richten Sie den Blick zum Boden. (1)
3 Atmen Sie dabei tief ein und aus und entspannen Sie sich.

→ *Bleiben Sie 20 bis 30 Sekunden in dieser Position und richten Sie sich dann wieder auf.*

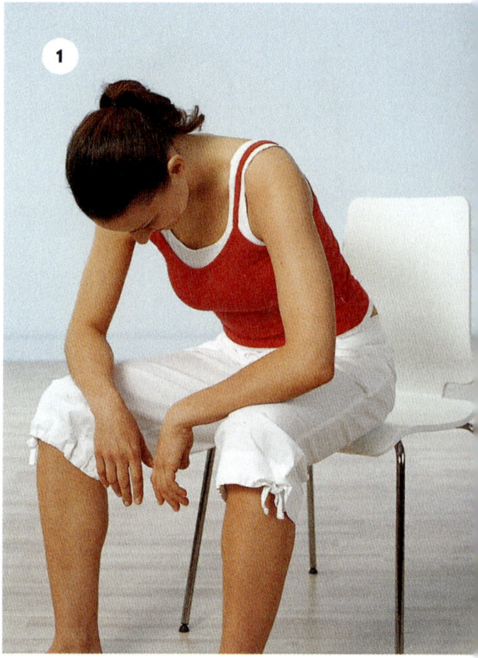

Wirkung

+ Durch das Ein- und Ausatmen in dieser Haltung lockert sich auch die Rückenmuskulatur.

Tipp

Atmen Sie bewusst in den Bauch.

RUHESTELLUNG

1 Setzen Sie sich aufrecht auf einen Stuhl. Die Füße stehen schulterbreit auseinander, die Arme hängen locker neben dem Körper herunter.
2 Führen Sie nun den Kopf nach vorn zwischen die Knie. Legen Sie den Oberkörper auf den Schenkeln ab und machen Sie den Rücken rund. Die Arme hängen seitlich neben den Beinen, wobei die Handrücken zum Boden zeigen oder dort aufliegen. (1)
3 Atmen Sie tief ein und aus und entspannen Sie sich.
4 Halten Sie die Position 20 bis 30 Sekunden lang.

→ *Wiederholen Sie die Übung 3-mal.*

Tipp

Lassen Sie den Kopf zwischen Ihren Knien und den Bauch zwischen Ihren Oberschenkeln locker hängen.

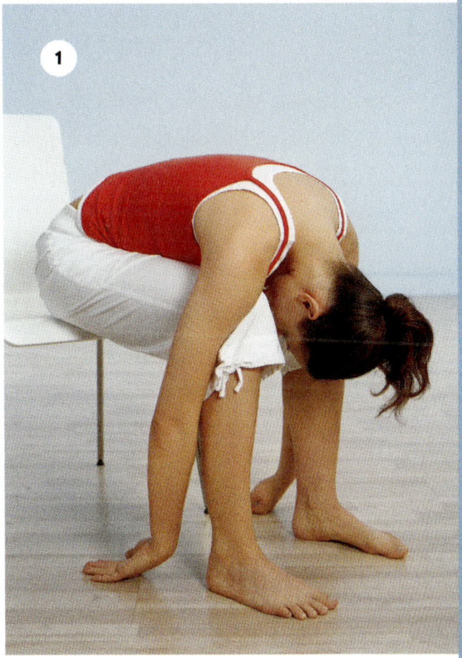

Wirkung

+ Die Übung entspannt nicht nur. Sie dehnt auch den Rücken und erfrischt den Geist, weil das Blut vermehrt in den Kopf fließt.

Kräftigen im Sitzen

Im Sitzen können Sie Ihre Muskeln nicht nur dehnen und entspannen, sondern auch stärken. Das macht die Muskulatur rundum fit und beugt Rückenschmerzen vor.

SCHULTERFORMER

1 Setzen Sie sich aufrecht auf einen Stuhl. Winkeln Sie die Oberarme so an, dass Sie sie in einer Ebene parallel zum Boden halten. Die Unterarme zeigen nach vorn und bilden einen 90-Grad-Winkel zu den Oberarmen. Die Handflächen zeigen nach unten in Richtung Boden.

2 Schieben Sie nun die Arme waagerecht vor und wieder zurück. Achten Sie darauf, dass der Winkel zwischen Ober- und Unterarm beibehalten wird. Die Schultern nicht hochziehen. (1)

→ *Wiederholen Sie die Übung 15-mal in 2 Sätzen.*

Wirkung

+ Der Schulterformer dient der Kräftigung von Schulter- und Nackenmuskulatur, die ein wichtiger Stabilisator des oberen Rückens und des Kopfes ist.

Tipp

Spüren Sie einen intensiven Reiz der Muskeln zwischen Ihren Schulterblättern? Dann machen Sie es richtig!

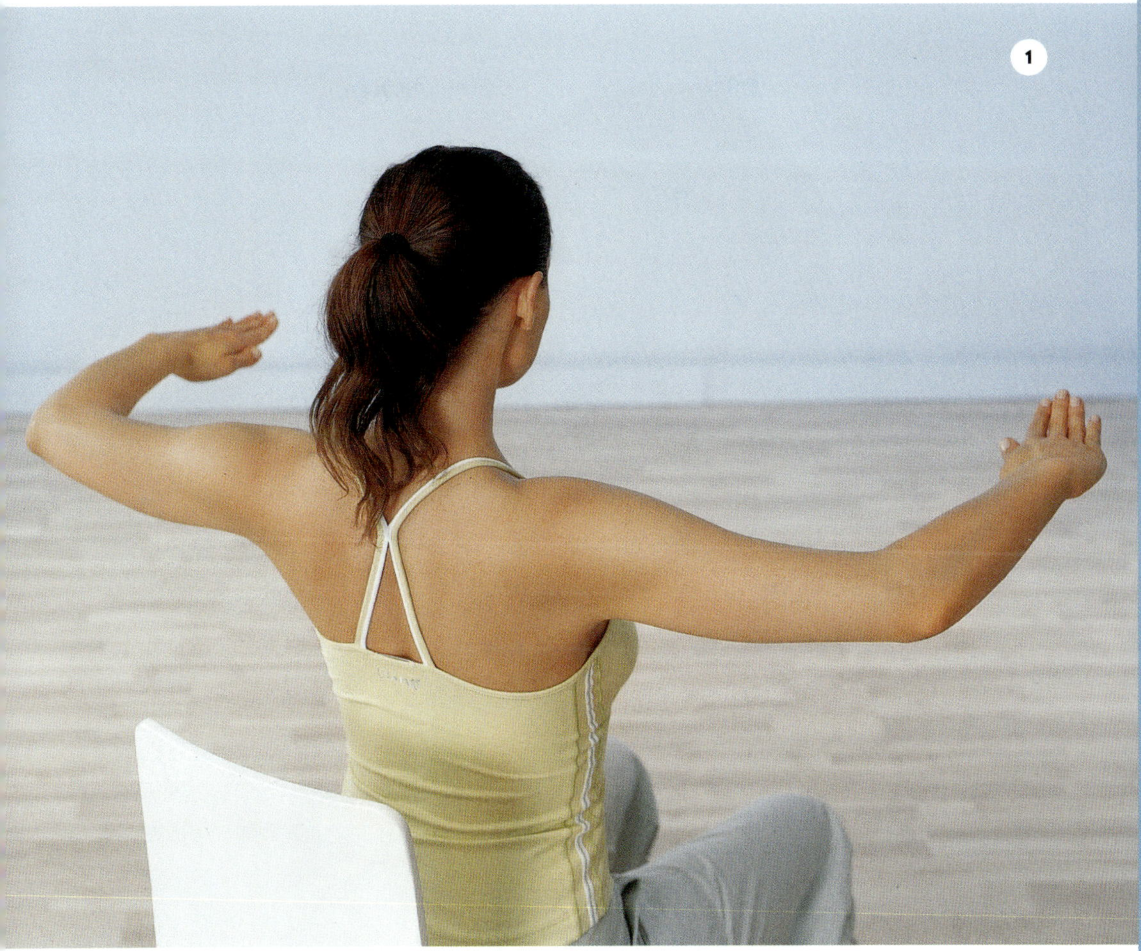

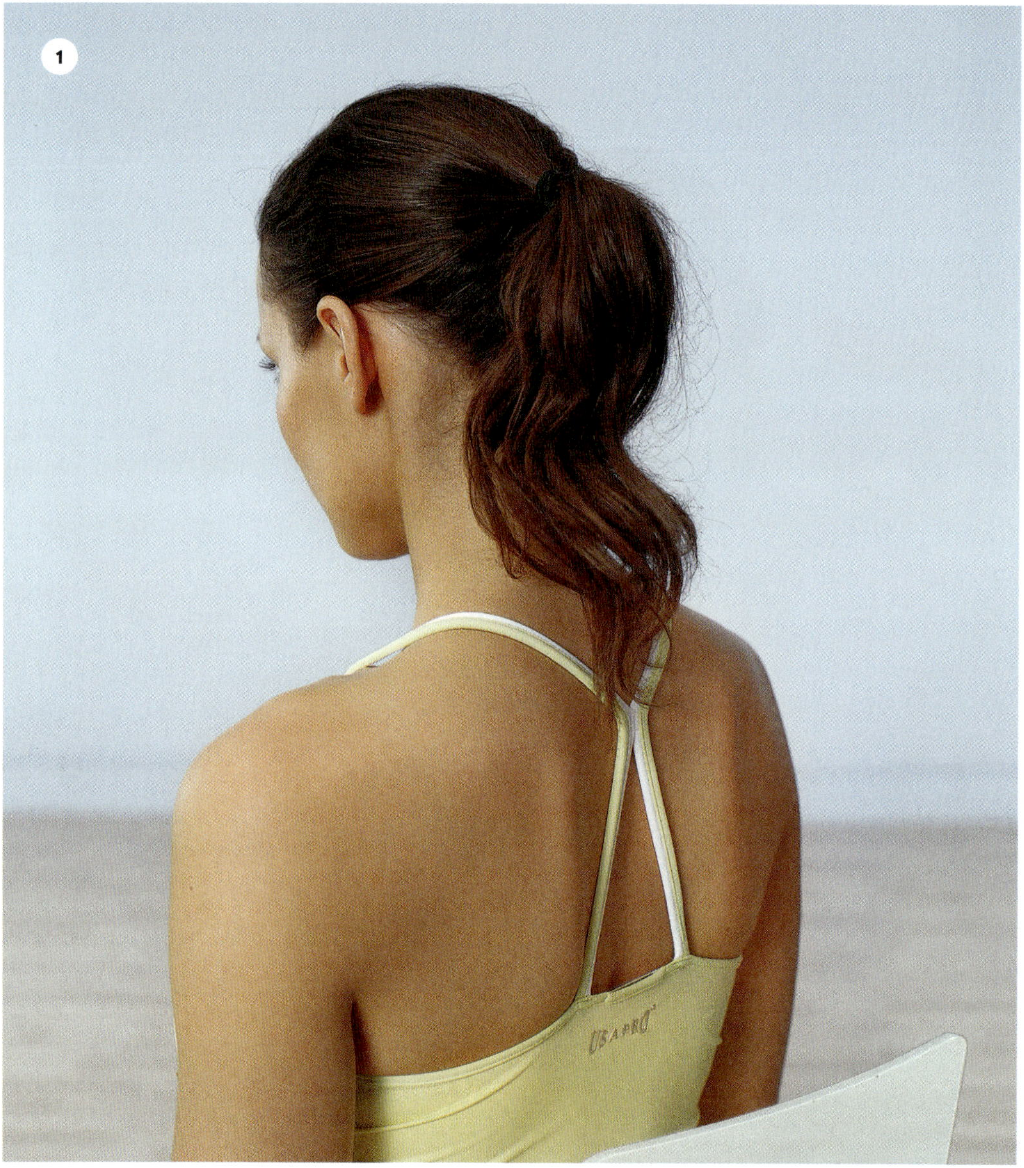
1
USA PRO

SCHULTERKREISEN

1 Setzen Sie sich aufrecht auf einen Stuhl. Die Arme hängen locker neben Ihrem Körper.

2 Kreisen Sie mit möglichst viel Bewegungsspielraum Ihre Schultern, zunächst vorwärts, anschließend rückwärts. Beim Rückwärtskreisen sollten sich Ihre Schulterblätter einander annähern. (1)

→ *Wiederholen Sie die Übung 15-mal in 2 Sätzen.*

Wirkung

+ Die Übung löst Verspannungen im Schulter-Nacken-Bereich und stärkt die Muskulatur dort.

Tipp

Ihr Kopf bleibt gerade, Ihr Blick ist nach vorn gerichtet.

KLEINE SCHRAUBE

1 Setzen Sie sich aufrecht auf einen Stuhl, die Beine sind hüftbreit aufgestellt. Die Hände liegen auf den Oberschenkeln. (1)

2 Drehen Sie den Oberkörper zur rechten Seite und führen Sie den rechten Arm nach hinten-oben. Der Kopf geht mit, der Blick ist auf die Hand gerichtet. Die linke Hand liegt auf dem rechten Oberschenkel. Die Hüfte soll stabil sein. (2)

3 Halten Sie diese Position 5 bis 10 Sekunden lang.

→ *Wiederholen Sie die Übung 10- bis 15-mal pro Seite in 2 Sätzen.*

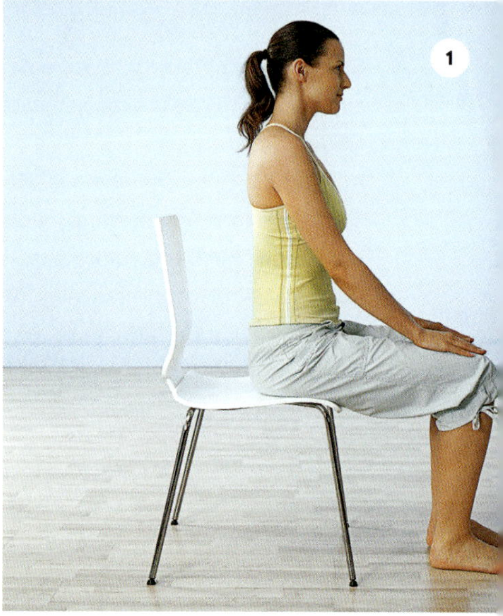

1

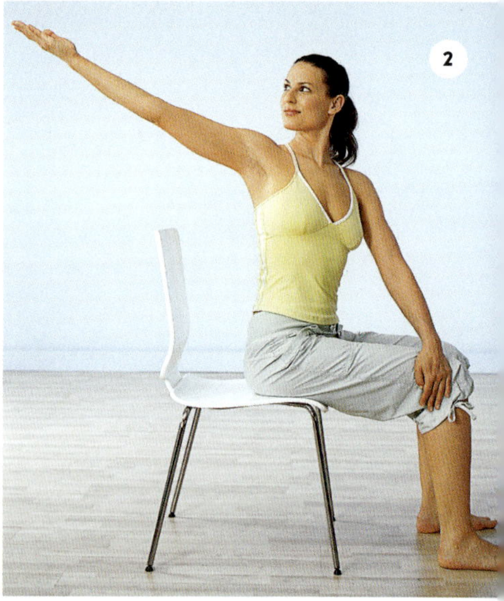

2

Wirkung

+ Mit dieser Übung trainieren Sie die tiefen Rückenmuskeln der Hals- und Brustwirbelsäule. Sie kräftigen und dehnen sie gleichzeitig.

Tipp

Spüren Sie in die Dehnung hinein und genießen Sie sie. Achten Sie auch darauf, wie Sie mit jeder Drehung etwas weiter nach hinten kommen.

GROSSE SCHRAUBE

1 Setzen Sie sich aufrecht auf einen Stuhl, die Beine sind hüftbreit aufgestellt. Die Hände liegen auf den Oberschenkeln.
2 Führen Sie die rechte Hand zum linken Knöchel. Die Augen folgen dem rechten Arm. Der linke Arm ist nach hinten-oben gestreckt. (1)
3 Halten Sie diese Position 10 bis 15 Sekunden lang.
4 Richten Sie den Oberkörper langsam wieder auf.
5 Führen Sie nun den rechten Arm an der rechten Körperseite vorbei nach rechts hinten-oben. Der Blick folgt dieser Bewegung. Die linke Hand wird außen am rechten Oberschenkel abgelegt. (2)

→ *Wiederholen Sie die Übung 10- bis 15-mal pro Seite in 2 Sätzen.*

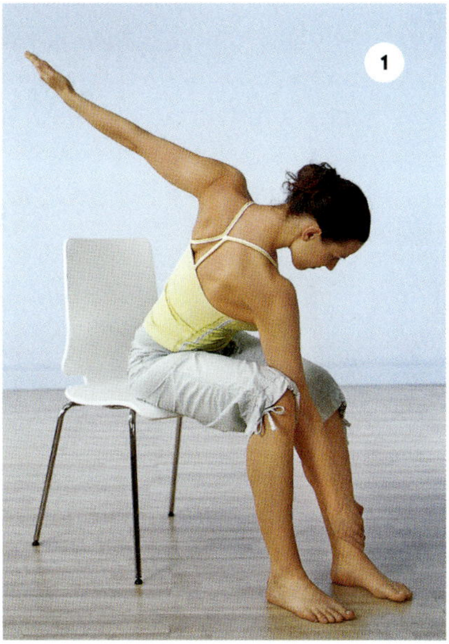

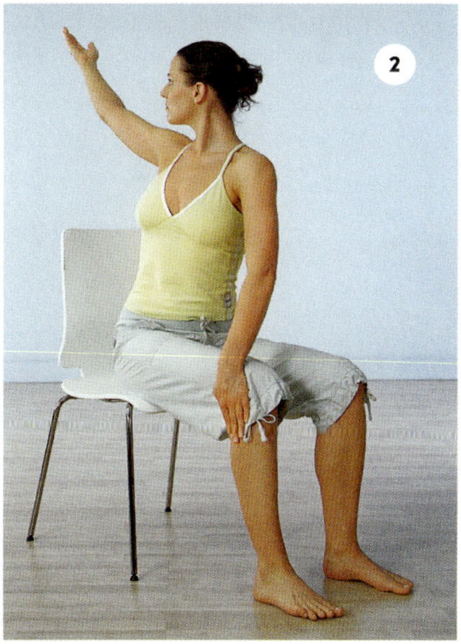

Wirkung

+ Die Übung entspannt nicht nur. Sie dehnt auch den Rücken und erfrischt den Geist, weil das Blut vermehrt in den Kopf fließt.

Tipp

Die Bewegung soll fließend sein.

Dehnen im Stehen

Auch die folgenden Übungen können Sie problemlos zwischendurch machen, allerdings müssen Sie dafür aufstehen. Sie eignen sich besonders gut für Unterbrechungen von langen Autofahrten und für kleine Arbeitspausen.

STEHENDE SEITNEIGUNG

1 Stellen Sie sich mit schulterbreit geöffneten Beinen aufrecht hin. Die Fußspitzen sind leicht nach außen gedreht, die Arme hängen locker neben dem Körper.

2 Strecken Sie den linken Arm hoch und ziehen Sie sich nach rechts. Schieben Sie die rechte Hand entlang des rechten Oberschenkels nach unten. (1)

3 Halten Sie diese Position 15 bis 20 Sekunden lang. Danach die Seite wechseln und den rechten Arm nach oben führen.

→ *Wiederholen Sie die Übung 12-mal zu jeder Seite in 3 Sätzen.*

Wirkung

+ Die Übung fördert die seitliche Beweglichkeit und dehnt Rücken- und Bauchmuskulatur gleichermaßen.

Tipp

Die Hüfte darf bei dieser Übung nicht seitlich verdreht werden.

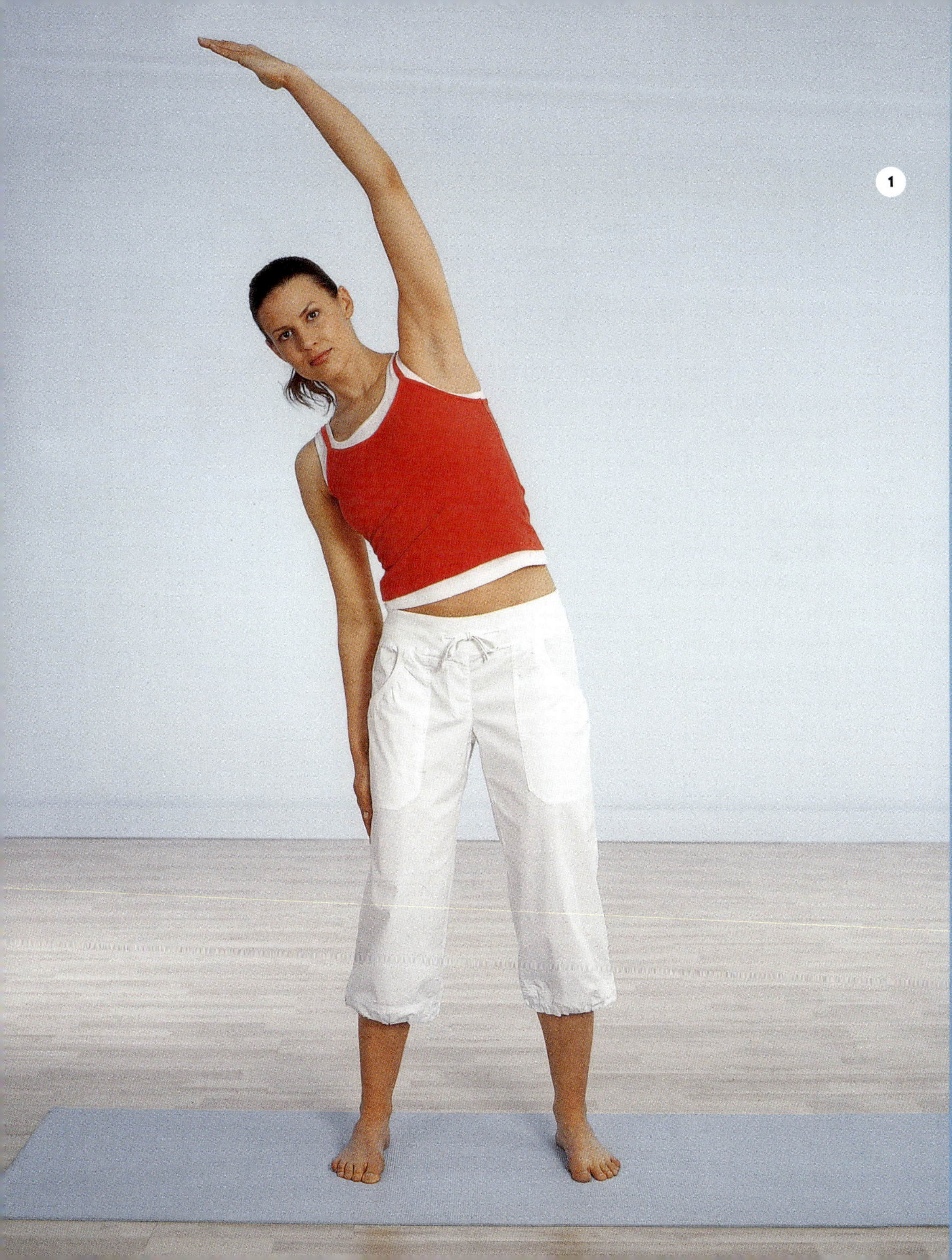
1

STEHENDER BRUSTÖFFNER

1 Stellen Sie sich seitlich so nah an eine Wand, dass Sie Ihren linken Unterarm, senkrecht dagegen drücken können. Der Arm befindet sich ein wenig hinter Ihrem Rücken, der Ellbogen etwas unterhalb der Schulter. Ihre Füße stehen geschlossen nebeneinander.

2 Verlagern Sie Ihr Körpergewicht durch einen Ausfallschritt mit dem rechten Bein nach vorn. (1)

3 Halten Sie die Dehnung 10 bis 15 Sekunden. Das linke Bein ist dabei gestreckt, beide Füße bleiben fest auf dem Boden.

4 Drehen Sie sich anschließend zur anderen Seite, um diese ebenfalls 10 bis 15 Sekunden zu dehnen.

→ *Wiederholen Sie die Übung 3-mal pro Seite.*

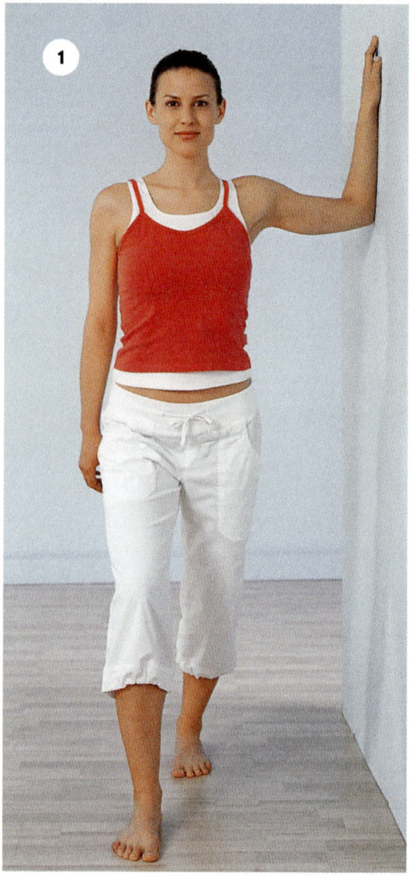

Wirkung

+ Die Übung dehnt Ihre Brustmuskeln und auch die Hüftbeuger, die beim Sitzen sehr beansprucht werden.

Tipp

Achten Sie darauf, dass Sie Ihr Becken nicht mit nach vorn schieben.

OBERSCHENKELDEHNUNG

1. Stellen Sie sich aufrecht hin. Die Arme hängen locker neben dem Körper. Winkeln Sie das linke Bein nach hinten an, und umfassen Sie mit der linken Hand den Fuß.
2. Ziehen Sie ihn langsam zum Po. Die Knie berühren einander, Bauch und Po sind fest angespannt und der Rücken ist gerade. (1)
3. Halten Sie die Dehnung 10 bis 15 Sekunden.
4. Dann die Seite wechseln und das andere Bein dehnen.

→ *Wiederholen Sie die Übung 3-mal pro Seite.*

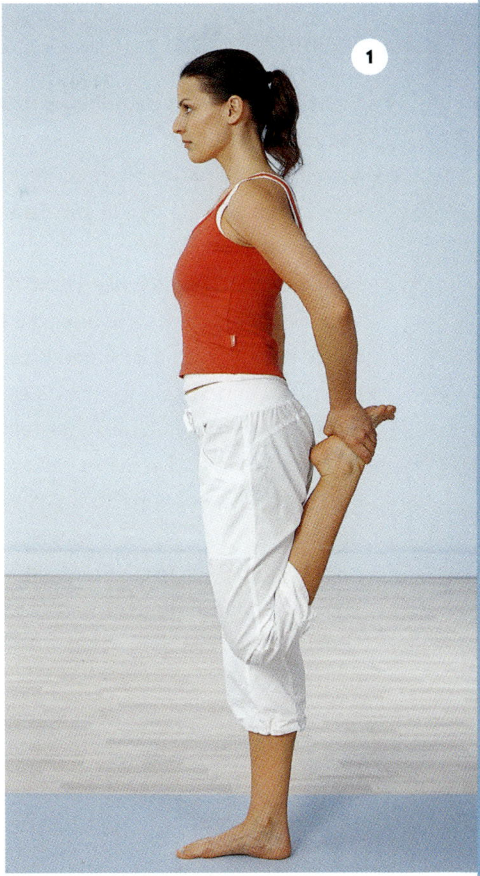
1

Wirkung

+ Die Übung dehnt die Oberschenkelmuskulatur, die am Becken ansetzt. Diese Muskeln ziehen bei Anspannung das Becken nach vorn und beanspruchen dadurch besonders die Lendenwirbelsäule, weil sie deren natürliche Vorwärtskrümmung in diesem Bereich verstärkt. Eine gedehnte Muskulatur zieht viel weniger an der Wirbelsäule.

Tipp

Bei Bedarf halten Sie sich an einer Wand oder einem Stuhl fest. Ihre Knie sollten parallel sein.

FLITZEBOGEN

1. Stellen Sie sich mit dem Rücken zur Sitzfläche eines Stuhls. Machen Sie mit dem rechten Fuß einen großen Schritt nach vorn und legen Sie den linken Fuß nach hinten auf einen Stuhl.
2. Schieben Sie nun die linke Hüfte nach vorn. Das Knie darf nicht über die Fußspitze hinausragen. Der Oberkörper bleibt gerade. Wenn Sie ein leichtes Ziehen in der linken vorderen Oberschenkelmuskulatur spüren, machen Sie es richtig. (1)
3. Halten Sie die Dehnung 10 bis 15 Sekunden lang.
4. Anschließend wechseln Sie das Bein.

→ *Wiederholen Sie die Übung 3-mal pro Seite.*

Wirkung

+ Sie dehnen mit der Übung die Oberschenkelmuskeln, insbesondere den Hüftbeuger, der durch das viele Sitzen verkürzt wird.

Tipp

Das Knie darf nicht über die Fußspitze hinausragen.

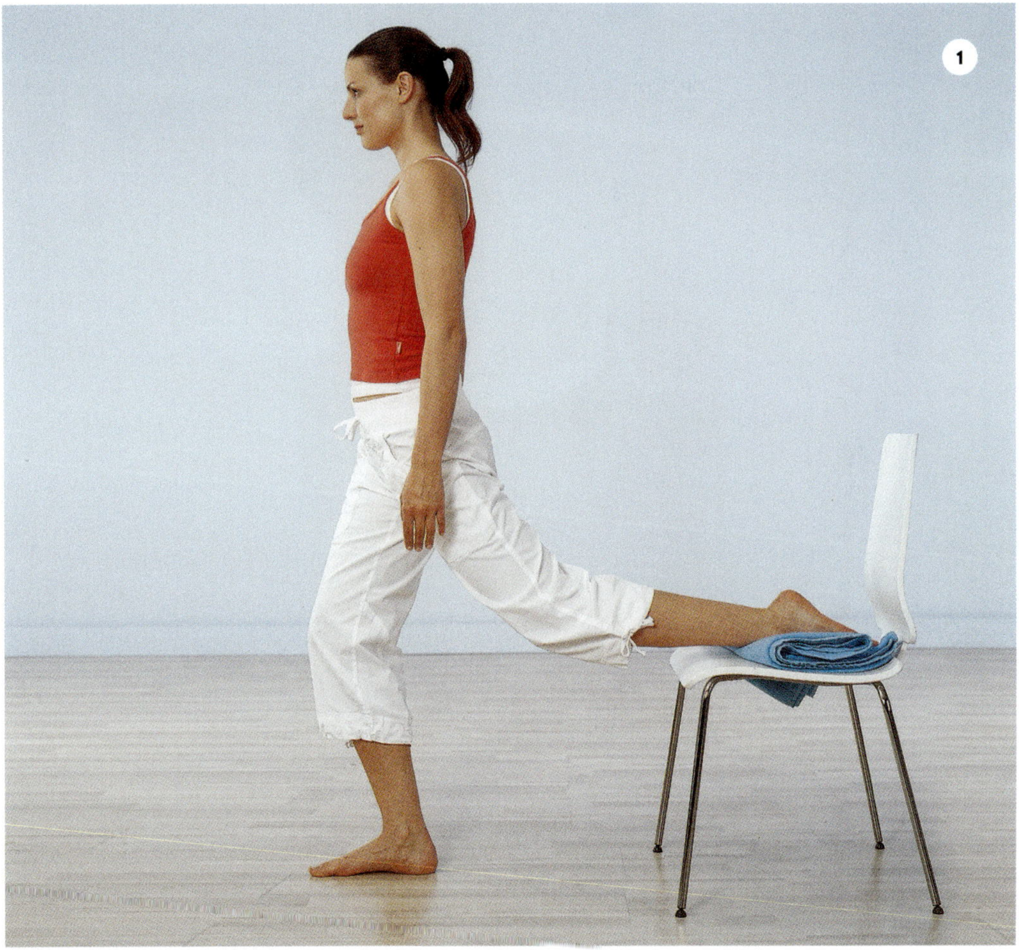
1

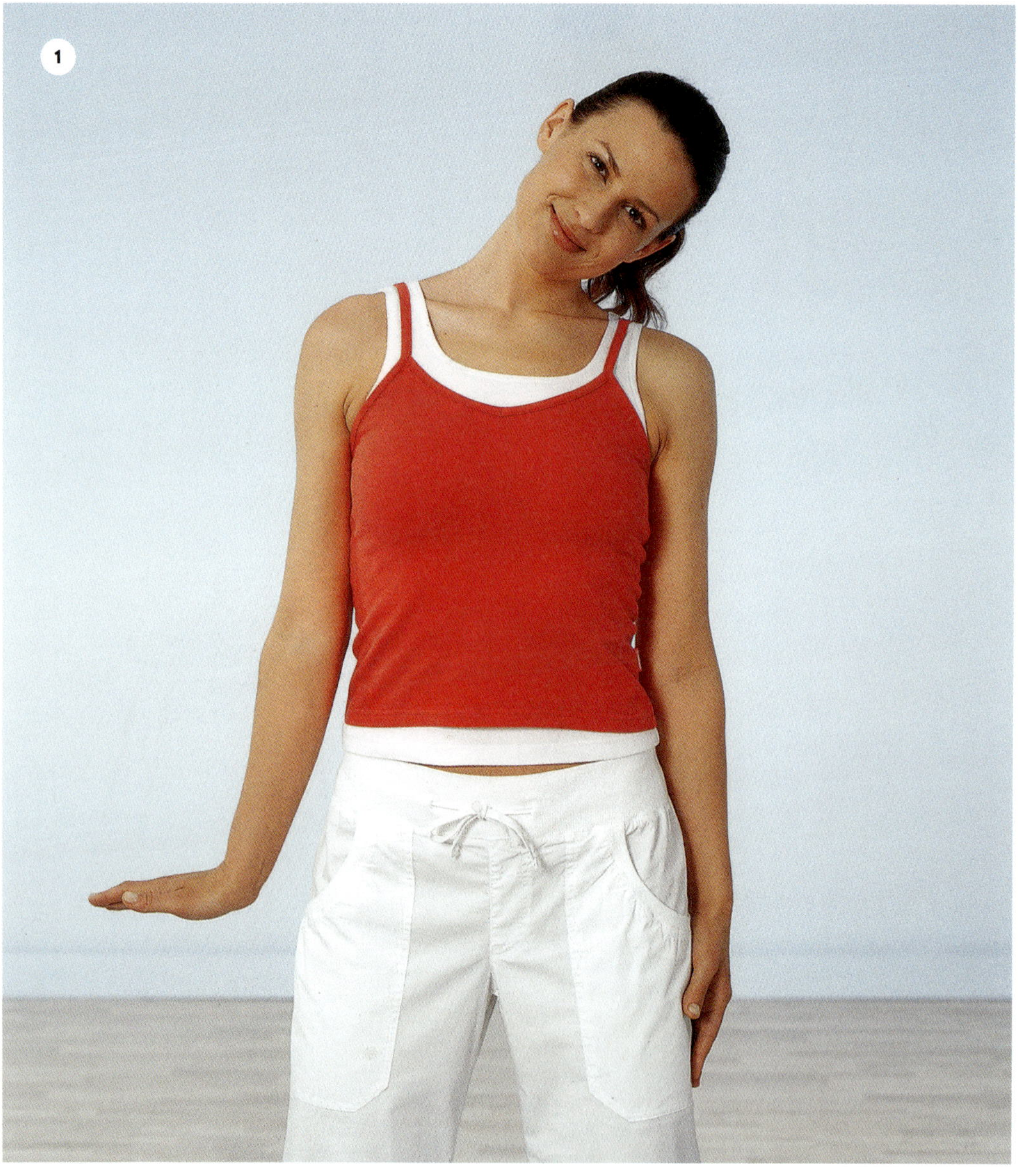
1

NACKENDEHNUNG

1 Stellen Sie sich aufrecht hin. Die Arme hängen locker neben dem Körper, der Blick ist nach vorn gerichtet.
2 Drücken Sie nun die rechte Schulter und die rechte Handfläche aktiv in Richtung Boden. (1)
3 Den Kopf neigen Sie, so weit es geht, zur linken Seite. Wenn Sie ein Ziehen im rechten Nacken- und Schulterbereich spüren, machen Sie die Übung richtig.
4 Halten Sie diese Position 10 bis 15 Sekunden lang.
5 Dann wechseln Sie die Seite.

→ *Wiederholen Sie die Übung 3-mal pro Seite.*

Wirkung

+ Wir ziehen im Alltag oft unbewusst die Schultern hoch oder den Kopf zwischen die Schultern. Den dadurch entstehenden Verspannungen wirkt diese Übung entgegen.

Tipp

Sie können den Kopf in der Neigung auch ein wenig nach vorn-unten drehen, um andere Bereiche des Nackens zu dehnen.

Entspannen im Stehen

Bei »Entspannung« denken wir fast automatisch ans Sitzen oder Liegen. Wenn Sie aber sowieso schon viel sitzen, sollten Sie diese Übung im Stehen ausprobieren.

DENKER IM STEHEN

1. Stellen Sie sich mit schulterbreit geöffneten Beinen etwa einen Meter vor eine Wand. Legen Sie die Handrücken vor Ihre Stirn und lassen Sie sich sanft mit dem Oberkörper Richtung Wand »fallen«. (1)
2. Stützen Sie die Unterarme oberhalb der Schultern gegen die Wand. Der Kopf liegt auf den Händen.
3. Atmen Sie tief ein und aus.
4. Halten Sie die Position 20 bis 30 Sekunden lang oder auch länger, wenn es Ihnen guttut.

→ *Machen Sie die Übung 1-mal.*

Wirkung

+ Durch diese Haltung nehmen Sie sich kurz aus der Situation raus und bekommen innerlich Abstand.

Tipp

Lassen Sie sich ruhig ein wenig »durchhängen«, wenn es sich für Sie gut anfühlt.

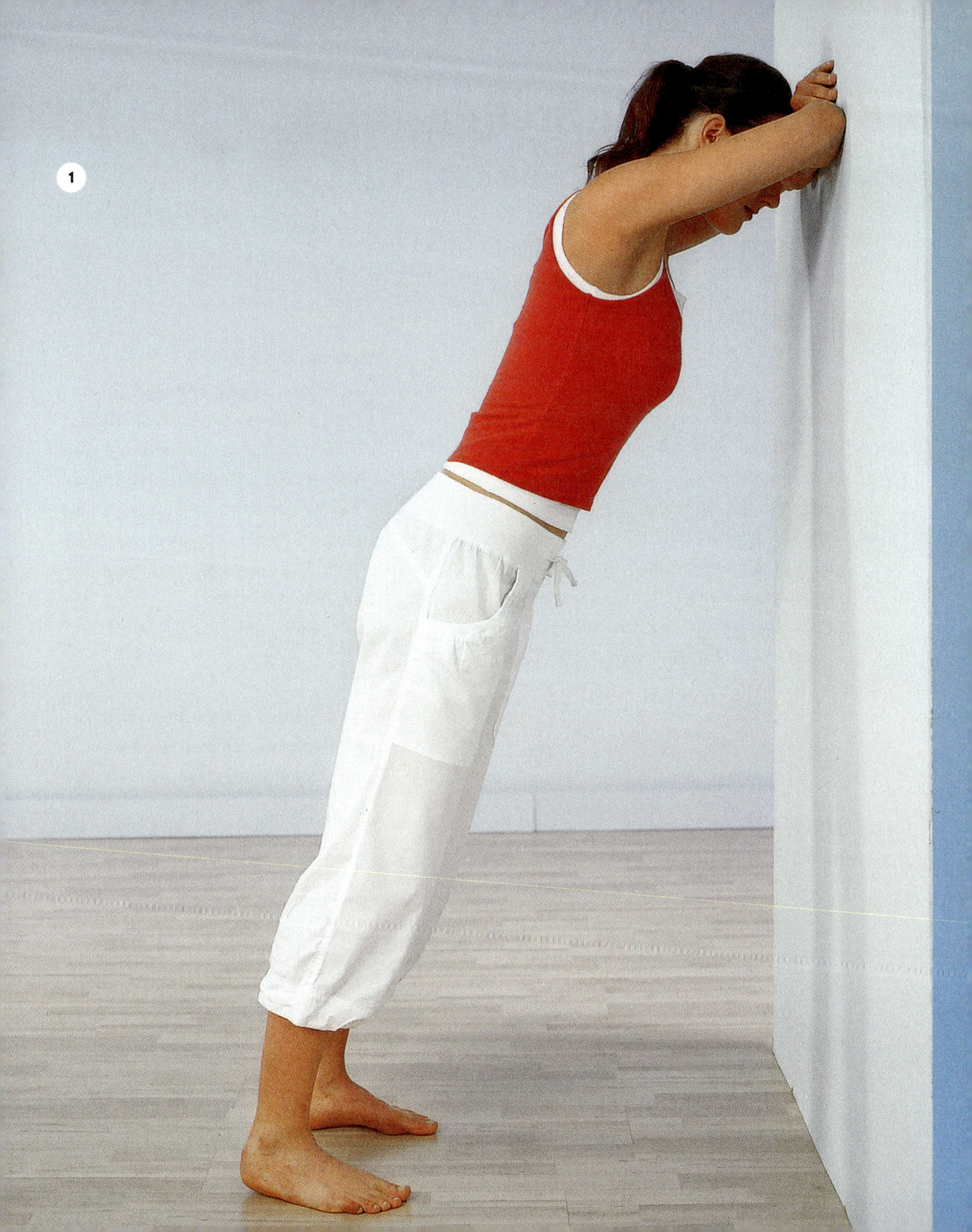
1

Kräftigen im Stehen

Zwischendurch können Sie auch im Stehen etwas für die Kräftigung Ihrer durchs viele Sitzen geschundenen Rückenmuskulatur tun. Nutzen Sie dafür Leerlaufphasen und Wartezeiten.

HACKER

1 Stellen Sie sich mit schulterbreit geöffneten, ganz leicht gebeugten Beinen aufrecht hin. Die Arme liegen seitlich am Körper.
2 Jetzt beugen Sie die Unterarme im 90-Grad-Winkel nach vorn. Die Ellbogen bleiben nah am Körper.
3 Nun führen die Unterarme schnelle, kleine Hackbewegungen aus. Die Hände sind gestreckt, die Daumen liegen an den Fingern an. (1)

→ *Machen Sie die Übung 20 bis 30 Sekunden lang.*

Wirkung

\+ Mit dieser Übung kräftigen Sie die tiefe Rückenmuskulatur, die für die Stabilisierung der Wirbelsäule sowie der einzelnen Wirbelsegmente hauptverantwortlich ist. Speziell die kleinen, relativ schnellen wechselseitigen Bewegungen aktivieren diese tiefe Muskulatur.

Tipp

Führen Sie den Hacker mehrmals am Tag zwischendurch aus, denn er beugt Rückenschmerzen sehr effektiv vor.

Die Übung klappt auch im Sitzen.
Spannen Sie dabei den Oberkörper an.

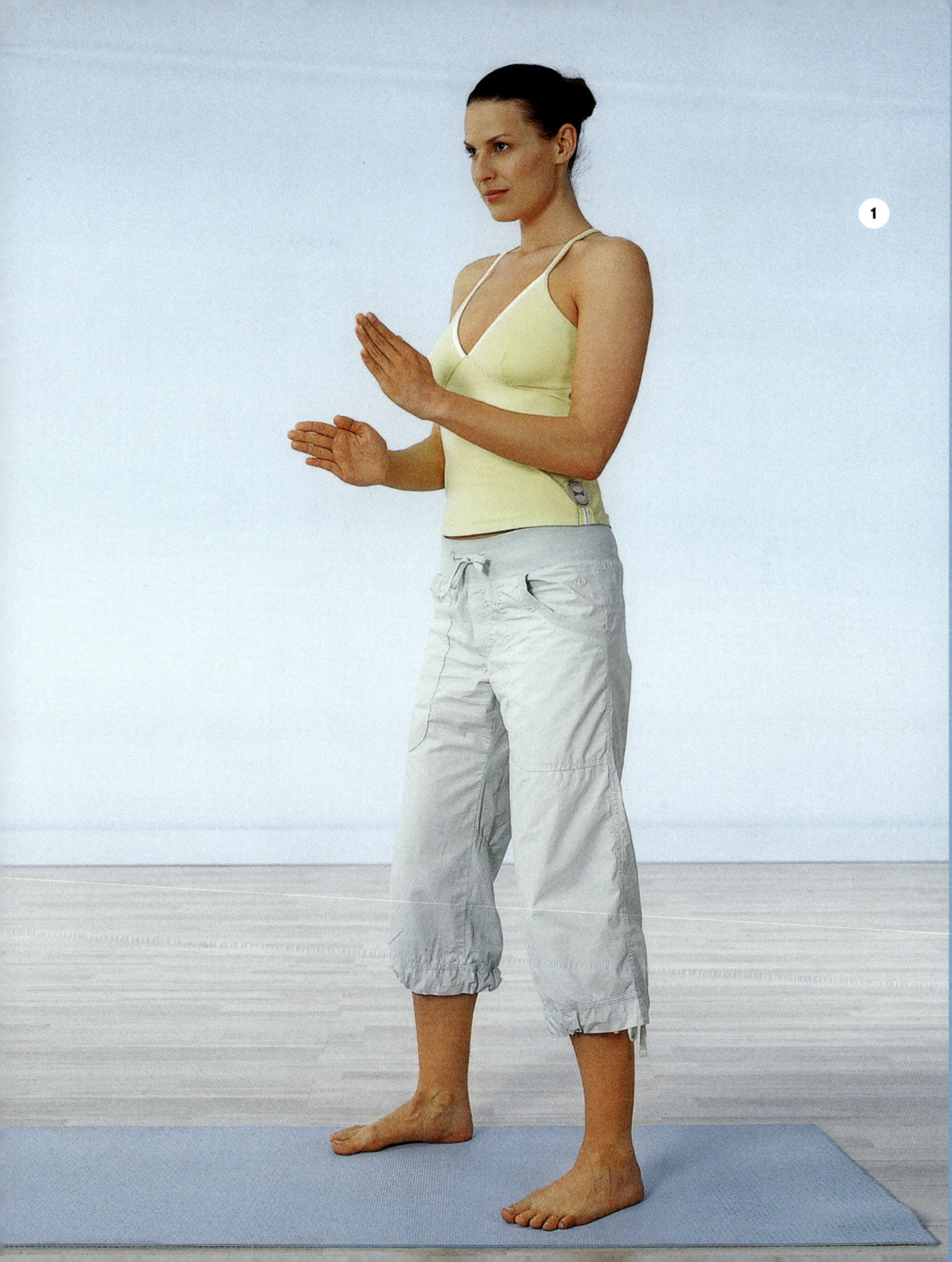
1

1

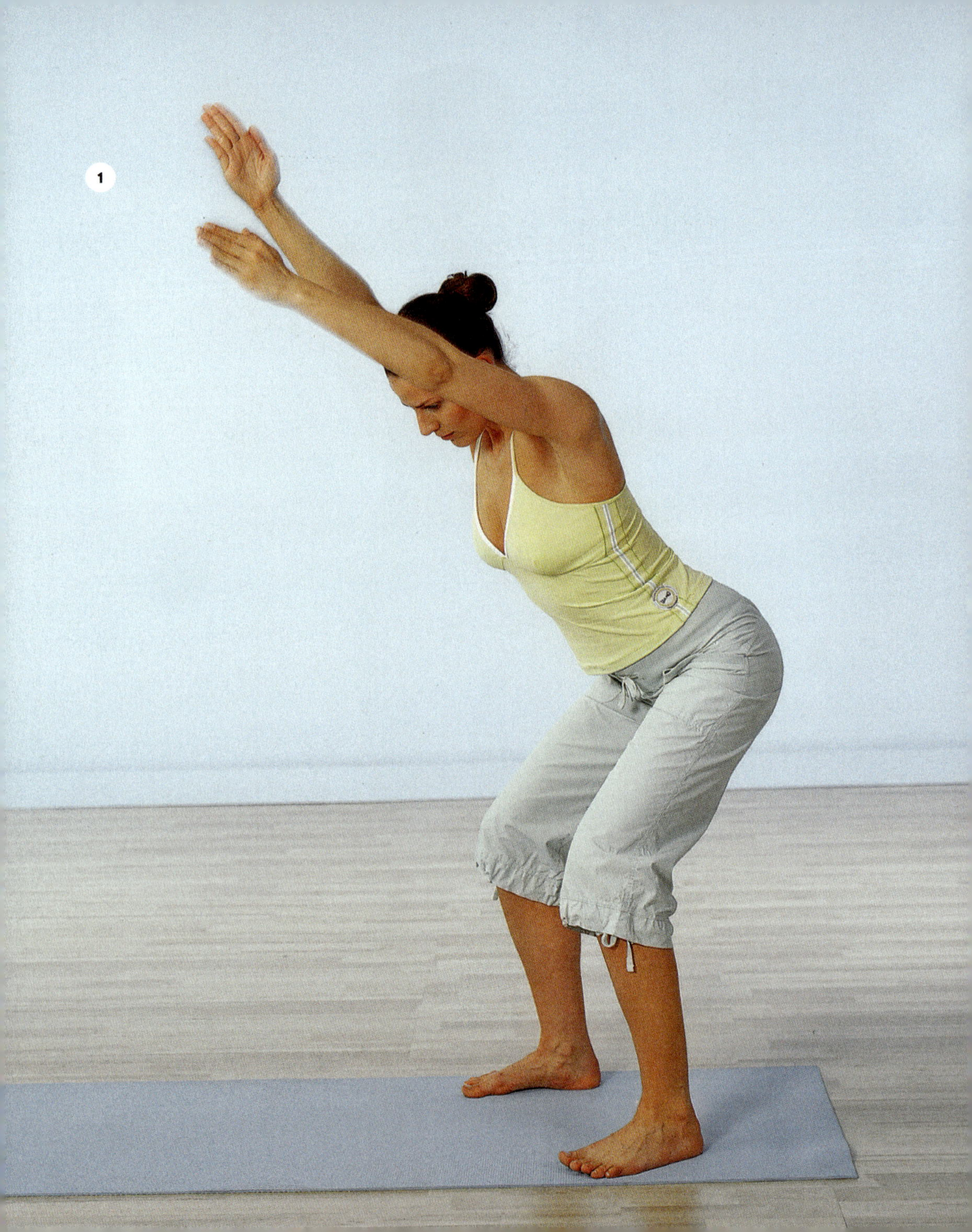

HACKER ÜBERKOPF

1 Stellen Sie sich mit schulterbreit geöffneten Beinen hin, die Fußspitzen sind leicht nach außen gedreht.
2 Beugen Sie die Knie ein wenig und schieben Sie das Gesäß nach hinten-unten. Der Oberkörper neigt sich nach vorn. Kopf und Arme befinden sich in Verlängerung der Wirbelsäule. Die Hände sind gestreckt.
3 Führen Sie mit den Armen 20 bis 30 Sekunden lang schnelle, kleine Hackbewegungen aus. (1)

→ *Wiederholen Sie die Übung 2- bis 3-mal.*

Wirkung

+ Die Muskeln unter Ihren Schulterblättern werden angesprochen. Das hilft Ihnen vor allem für eine bessere und aufrechte Haltung.

Tipp

Je tiefer Sie mit dem Oberkörper gehen, desto anstrengender wird die Übung. Versuchen Sie, sich nach und nach zu steigern.

WANDLIEGESTÜTZ

1 Stützen Sie die Hände in Schulterhöhe gegen eine Wand. Die Arme sind gestreckt, die Hände zeigen mit den Fingerspitzen leicht zueinander. Die Füße stehen etwa einen Meter von der Wand entfernt. Der Körper bildet eine gerade Linie und ist gespannt. (1)

2 Während des Einatmens beugen Sie die Ellbogen. Der Körper bildet weiterhin eine gerade Linie. (2)

3 Beim Ausatmen die Arme wieder strecken, aber nicht ganz durchdrücken.

→ *Wiederholen Sie die Übung 10- bis 15-mal in 3 Sätzen.*

Wirkung

+ Die Übung kräftigt die Schulter- und die Armmuskulatur.

Tipp

Achten Sie darauf, beim Beugen der Ellbogen nicht in der Hüfte einzuknicken.

Je weiter weg die Füße von der Wand stehen, umso anstrengender wird die Übung.

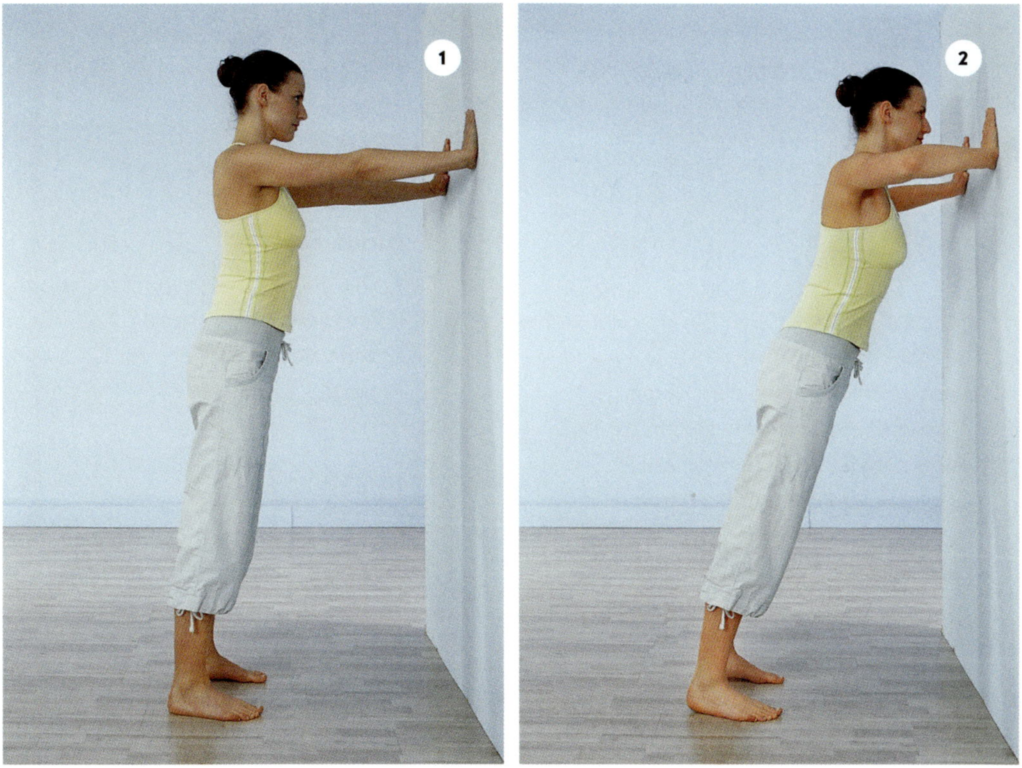
1
2

Dehnen für den ganzen Körper

Morgens nach dem Aufstehen oder abends nach der Arbeit ist es wohltuend, den ganzen Körper einmal bewusst zu dehnen. Das vertreibt die Trägheit der Nacht beziehungsweise die Verspannungen des Tages und hält Sie flexibel.

RÜCKENSCHAUKEL

1 Legen Sie sich auf den Rücken. Heben Sie beide Beine angewinkelt an. Die Arme liegen gestreckt neben dem Körper.

2 Umfassen Sie mit den Händen die Knie und ziehen Sie sie zum Bauch. Heben Sie gleichzeitig Kopf und Schultern vom Boden ab. Es entsteht ein kleines Paket. (1)

3 Schaukeln Sie nun auf dem Rücken leicht vor und zurück.

→ *Wiederholen Sie die Übung, solange es Ihnen guttut.*

Wirkung

+ Die Übung dehnt den Rücken und massiert ihn gleichzeitig. Außerdem wirkt sie entspannend für Geist und Seele.

Tipp

Sie können auch mit den Händen Ihre Knie im Becken kreisen lassen. Das tut wohl und hält die Hüftgelenke beweglich.

1

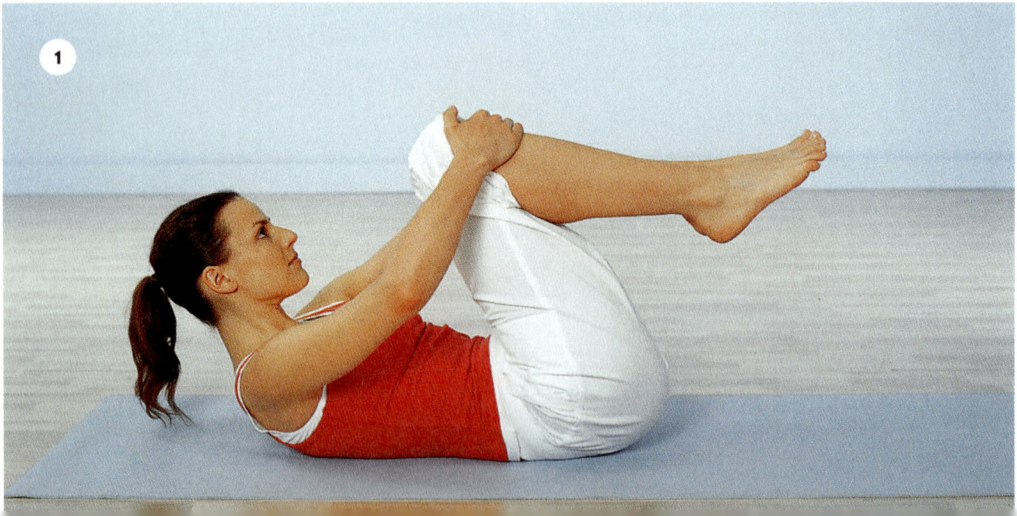

BEINSCHAUKEL

1 Legen Sie sich auf den Rücken. Die Beine sind aufgestellt, die Fußsohlen stehen direkt nebeneinander komplett auf dem Boden und die Knie berühren einander. Die Arme liegen seitlich neben dem Körper.
2 Neigen Sie die Knie langsam erst zur linken und anschließend zur rechten Seite in Richtung Boden, ohne die Beine jedoch ganz abzulegen. (1)

→ *Wiederholen Sie die Übung 10- bis 15-mal zu jeder Seite und machen Sie 2 Sätze.*

Wirkung

+ Diese Übung hält Ihre Lendenwirbelsäule mobil, denn sie bewegt vor allem die Wirbel im unteren Rücken.

Tipp

Senken Sie Ihre Beine nur so weit seitlich ab, dass Ihre Schultern sich nicht vom Boden lösen. Auch das Becken bleibt komplett auf dem Boden.

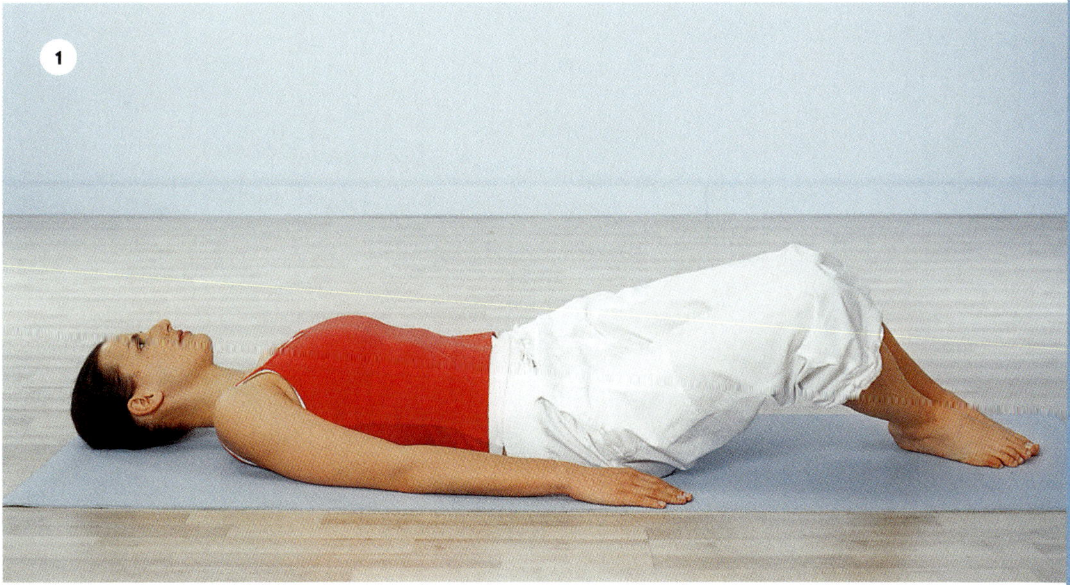

KATZE UND KUH

1. Gehen Sie in den Vierfüßlerstand. Handflächen und Unterschenkel sind etwa hüftbreit auf dem Boden aufgesetzt.
2. Drücken Sie den Rücken weit nach oben und machen Sie einen Katzenbuckel. Senken Sie dabei den Kopf so weit nach unten, dass Sie Ihre Beine sehen können. (1) Halten Sie die Position ein paar Sekunden.
3. Gehen Sie dann langsam zurück in die Ausgangsposition und weiter in die Gegenrichtung, bis Ihr Rücken durchhängt wie bei einer Kuh, und legen Sie den Kopf in den Nacken. (2)

→ *Wiederholen Sie die Übung in jede Richtung 15-mal in 2 Sätzen.*

Wirkung

+ Die Übung hält alle Wirbel beweglich und dehnt gleichzeitig sanft die Rückenmuskulatur.

Tipp

Führen Sie die Bewegung langsam und bewusst aus und versuchen Sie, jeden einzelnen Wirbelkörper dabei zu spüren.

Falls Sie Probleme mit den Handgelenken haben, machen Sie eine Faust und stützen sich damit ab.

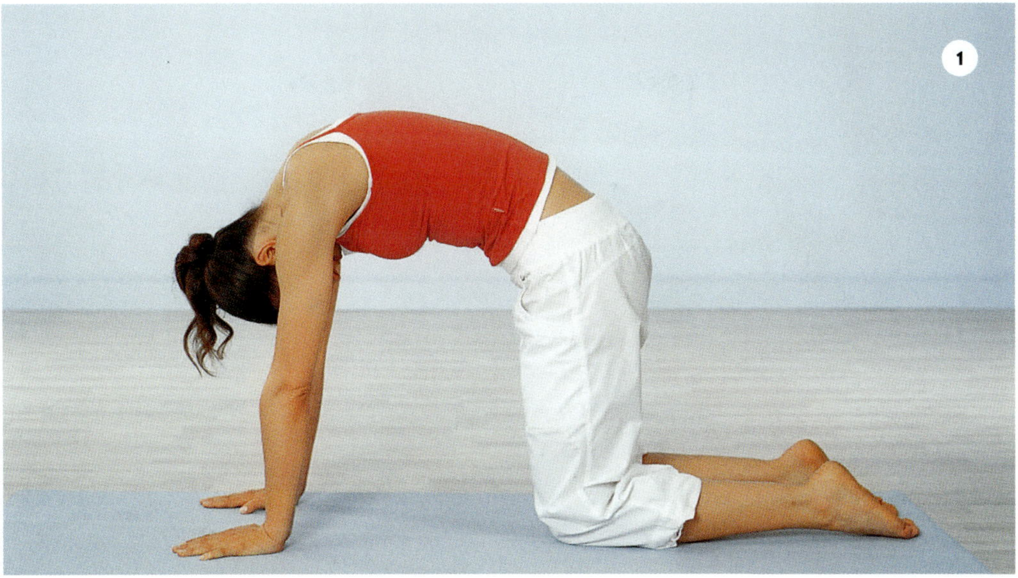
1

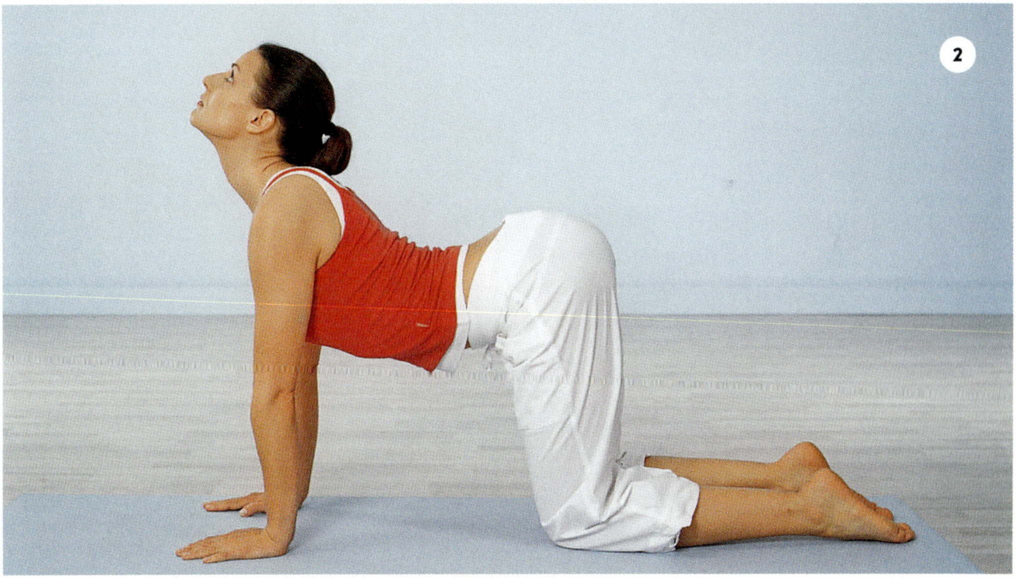
2

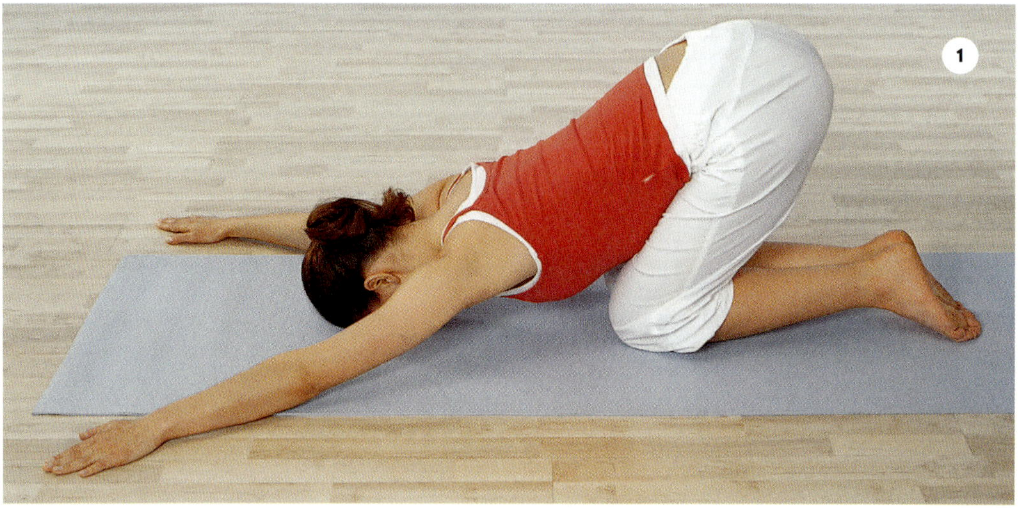
1

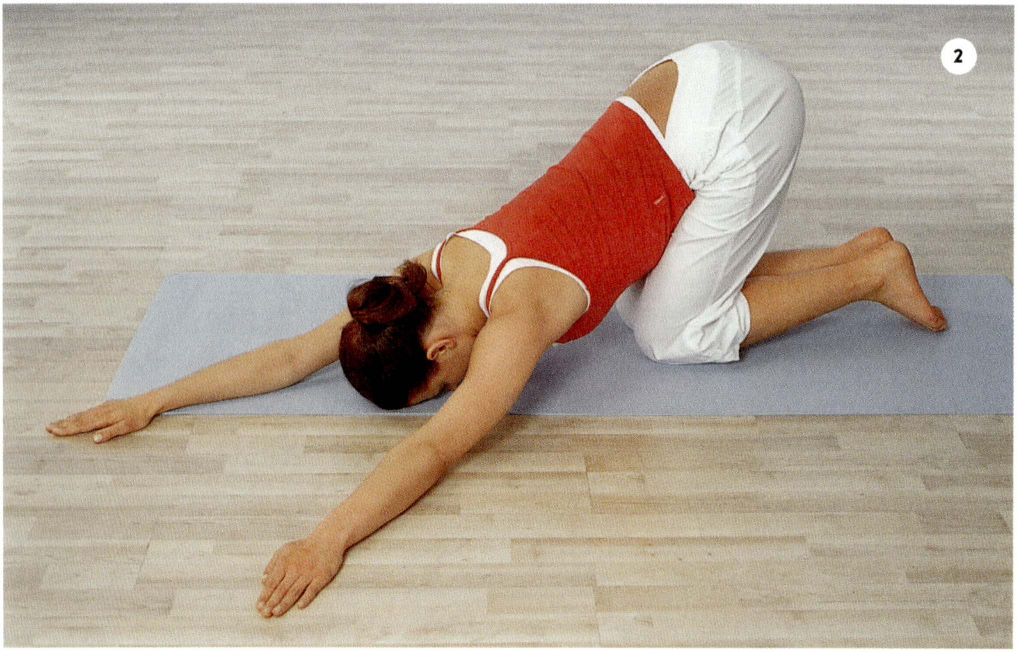
2

LIEGENDER BRUSTÖFFNER

1 Knien Sie sich hin und strecken Sie die Arme so weit vor, dass Sie die Stirn am Boden leicht auflegen können. Der Oberkörper berührt den Boden jedoch nicht. Wenn Sie ein leichtes Ziehen in der Brustmuskulatur spüren, machen Sie es richtig. (1)
2 Bleiben Sie 10 bis 15 Sekunden in dieser Haltung und genießen Sie die Dehnung.
3 Bewegen Sie nun die Arme mit dem Oberkörper nach links. (2)
4 Bleiben Sie 10 bis 15 Sekunden in dieser Haltung.
5 Schieben Sie dann die Arme nach rechts und bleiben Sie auch dort 10 bis 15 Sekunden.

→ *Wiederholen Sie die Übung 3-mal pro Seite.*

Wirkung

+ Die Übung dehnt die Brustmuskulatur und öffnet den Brustraum. Da das Blut in den Kopf fließt, fühlen Sie sich auch geistig frischer.

Tipp

Spüren Sie bewusst in die Dehnung hinein, gerade auch in die der Seiten, denn im Alltag gibt es kaum Bewegungen, die eine seitliche Dehnung erfordern.

AUSFALLSCHRITT IM KNIEN

1 Knien Sie sich auf den Boden, am besten auf eine Matte, und halten Sie den Oberkörper aufrecht.
2 Stellen Sie das rechte Bein so nach vorn, dass Ober- und Unterschenkel einen Winkel von 90 Grad bilden. Die Hände liegen auf dem rechten Oberschenkel.
3 Schieben Sie die Hüfte nach vorn und halten Sie dabei den Oberkörper weiterhin aufrecht. Sie sollten ein leichtes Ziehen in der Vorderseite des linken Oberschenkels spüren. Achten Sie dabei auf eine gerade Körperhaltung. (1)
4 Halten Sie die Dehnung 10 bis 15 Sekunden und wechseln Sie anschließend die Seite.

→ *Wiederholen Sie die Übung 1- bis 2-mal pro Seite.*

Wirkung

+ Die Übung dehnt die Oberschenkelmuskulatur, die am Becken ansetzt. Bei Anspannung zieht sie das Becken nach vorn und beansprucht dadurch besonders die Lendenwirbelsäule, weil sie die Lordose in diesem Bereich verstärkt.
+ Eine gedehnte Muskulatur zieht viel weniger an der Wirbelsäule.

Tipp

Achten Sie darauf, dass der Winkel im Knie des aufgestellten Beins nicht kleiner als 90 Grad wird, denn das würde Ihr Knie zu sehr belasten.
Für eine sichere und stabile Position stützen Sie sich leicht mit den Händen auf dem Oberschenkel ab.

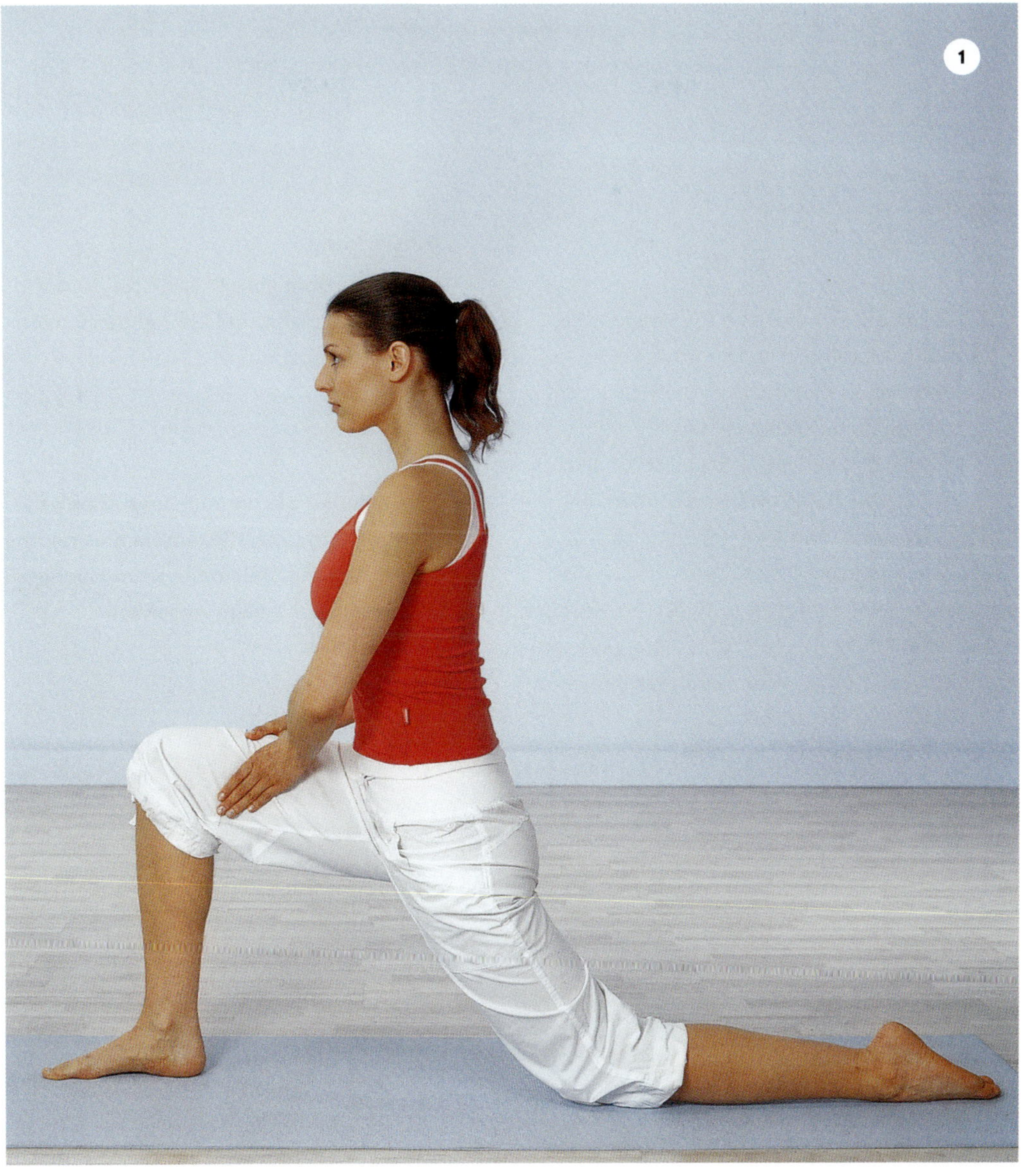
1

Kräftigen für den ganzen Körper

Damit Ihre Wirbelsäule und Ihr Rücken ihre Aufgaben einwandfrei erfüllen können, müssen die zusammenarbeitenden Rücken- und Bauchmuskeln nicht nur gedehnt sein, sondern auch stark genug.

BRÜCKE

1. Legen Sie sich auf den Rücken, die Beine hüftbreit aufgestellt. Die Arme liegen locker neben dem Körper. Die Handflächen zeigen nach unten.
2. Kippen Sie das Becken zu sich und lösen Sie Wirbel für Wirbel vom Boden, bis Oberkörper und Oberschenkel eine Diagonale bilden. (1)
3. Halten Sie die Position 10 bis 15 Sekunden. Dann lösen Sie die Anspannung und senken den Körper in umgekehrter Reihenfolge Wirbel für Wirbel ab.

→ *Wiederholen Sie die Übung 10-mal.*

Wirkung

+ Die Übung mobilisiert die Rumpfmuskulatur und kräftigt den langen Rückenstrecker.

Tipp

Genießen Sie die Auf- und Abbewegung und unterstützen Sie dies mit Ihrer Atmung, indem Sie beim Hochgehen ein- und beim Absenken ausatmen.

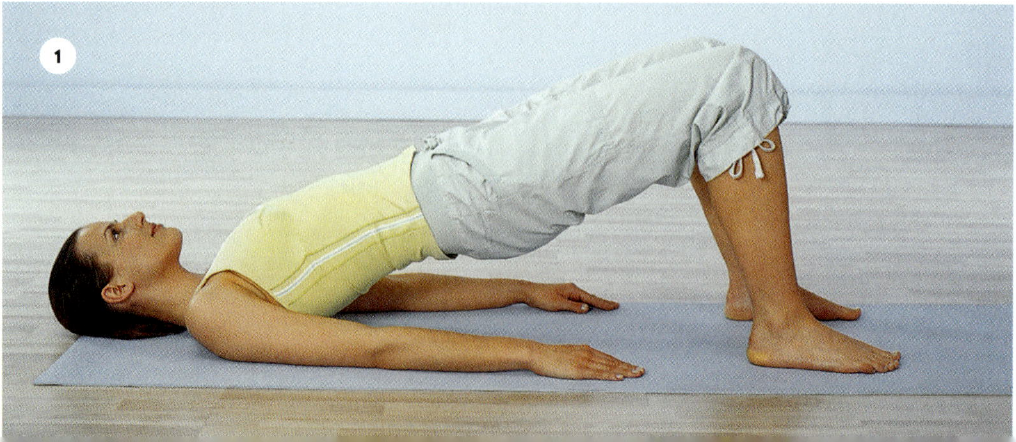

EINBEINIGE BRÜCKE

1 Legen Sie sich auf den Rücken, die Beine hüftbreit aufgestellt. Überkreuzen Sie die Arme vor der Brust.
2 Heben Sie den Po so weit an, dass der Körper von den Schultern über die Hüfte zu den Knien eine Linie bildet.
3 Strecken Sie nun das linke Bein in Verlängerung dieser Linie nach oben. (1)
4 Halten Sie diese Position 10 bis 15 Sekunden lang und wechseln Sie dann das Bein.

Wirkung

+ Die Übung trainiert verschiedene Muskelpartien gleichzeitig.
+ Rücken-, Bauch- und Gesäßmuskulatur werden besonders beansprucht.

Tipp

Einfacher geht es, wenn die Arme als Stütze neben dem Körper liegen und Sie dann das Bein strecken.
Achten Sie auf die Stabilität der Lenden-Becken-Hüftregion. Das Becken darf auf der Seite des angehobenen Beins nicht absinken.

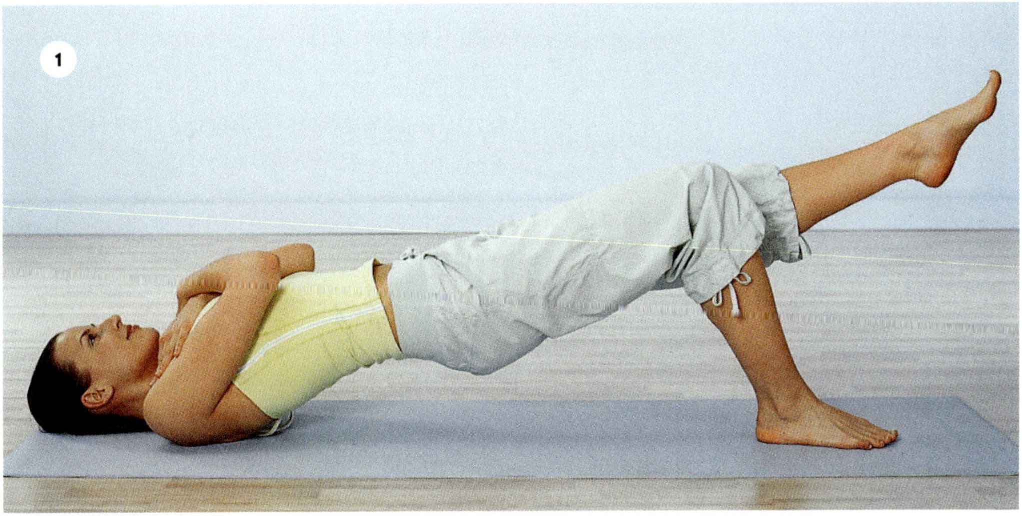

KRAULEN

1 Legen Sie sich auf den Bauch. Ihre Zehenspitzen sind aufgestellt. Die Stirn liegt auf der Matte. Die Arme befinden sich auf der Matte in U-Halte, also mit einem rechten Winkel zwischen Oberarm und Unterarm.
2 Spannen Sie den ganzen Körper an und heben Sie beide Arme und den Kopf minimal vom Boden.
3 Strecken Sie nun den rechten Arm nach vorn und führen Sie gleichzeitig den linken Arm zurück. (1)
4 Dann wechseln Sie: Der linke Arm wird gestreckt und der rechte nach hinten geführt.

→ *Wiederholen Sie die Übung pro Seite 10- bis 15-mal in 2 Sätzen.*

Wirkung

+ Die Übung kräftigt den langen Rückenstrecker.

Tipp

Bei starkem Hohlkreuz hilft ein kleines Kissen unter dem Bauch. Halten Sie den Rumpf und die Beine während der Bewegung der Arme möglichst ruhig.

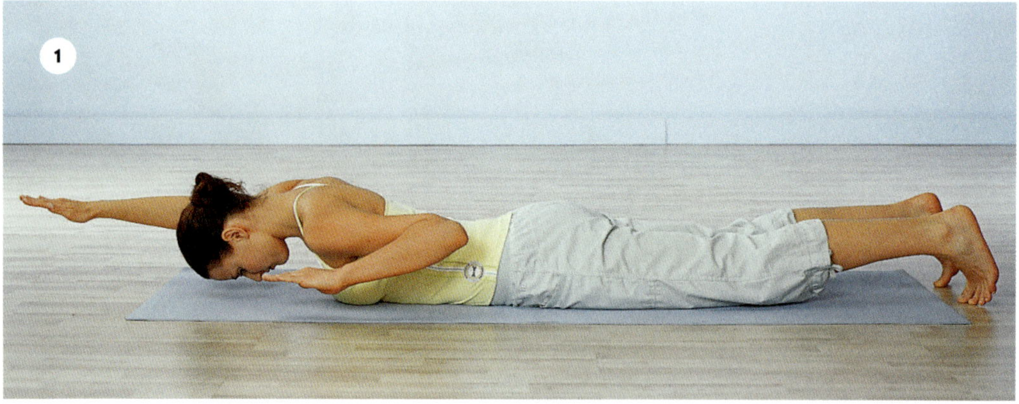

STAHLSEIL

1 Gehen Sie in den Vierfüßlerstand. Arme und Oberschenkel sind senkrecht, Unterschenkel und Fußrücken liegen auf der Unterlage. Die Beine sind leicht geöffnet. Die Handflächen zeigen nach vorn, die Ellbogen sind nach außen gedreht. Der Rücken bildet von der Seite gesehen eine Gerade. Der Kopf befindet sich in Verlängerung der Wirbelsäule. Bauch- und Rückenmuskulatur sind leicht angespannt.

2 Strecken Sie nun das linke Bein nach hinten und gleichzeitig den rechten Arm nach vorn. Die Fußspitze ist zum Schienbein hin angezogen. (1)

3 Halten Sie die Position 10 bis 15 Sekunden lang.

4 Dann Arm und Bein wechseln.

→ *Wiederholen Sie die Übung auf jeder Seite 5-mal.*

Wirkung

+ Ihre Balancefähigkeit wird geschult und der lange Rückenstrecker gekräftigt.

Tipp

Wenn es Ihnen anfangs sehr schwerfällt, das Gleichgewicht zu halten, strecken Sie zunächst jeweils Arme und Beine getrennt.

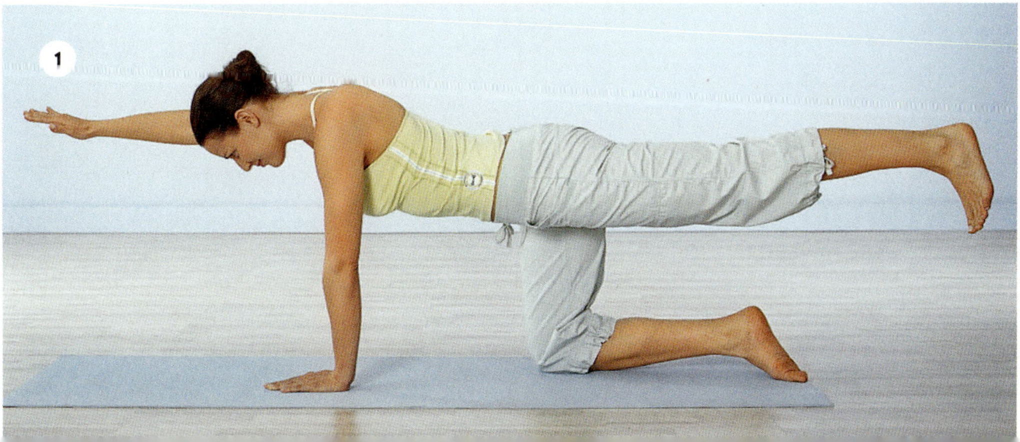

LIEGENDE DREHUNG

1 Sie liegen auf der rechten Seite, auf dem rechten Arm aufgestützt.
2 Die linke Hand liegt vor dem Oberkörper auf dem Boden. Das untere Bein ist 90 Grad angewinkelt, das obere gestreckt. (1)
3 Führen Sie nun den rechten Arm hinter den Rücken. Drehen Sie Kopf und Rumpf mit in diese Richtung und legen Sie die Stirn auf dem linken Unterarm ab. (2)
4 Halten Sie die Position 15 bis 20 Sekunden.
5 Dann auflösen, kurz durchatmen und wiederholen.

→ *Wiederholen Sie die Übung pro Seite 15-mal in 2 Sätzen.*

Wirkung

+ Die Übung kräftigt die tiefe Rückenmuskulatur und dehnt sie gleichzeitig. Sie löst sehr gut Verspannungen im unteren Rücken und beugt Schmerzen dort vor.

Tipp

Versuchen Sie, sich mit jeder Drehung ein wenig mehr zu dehnen.

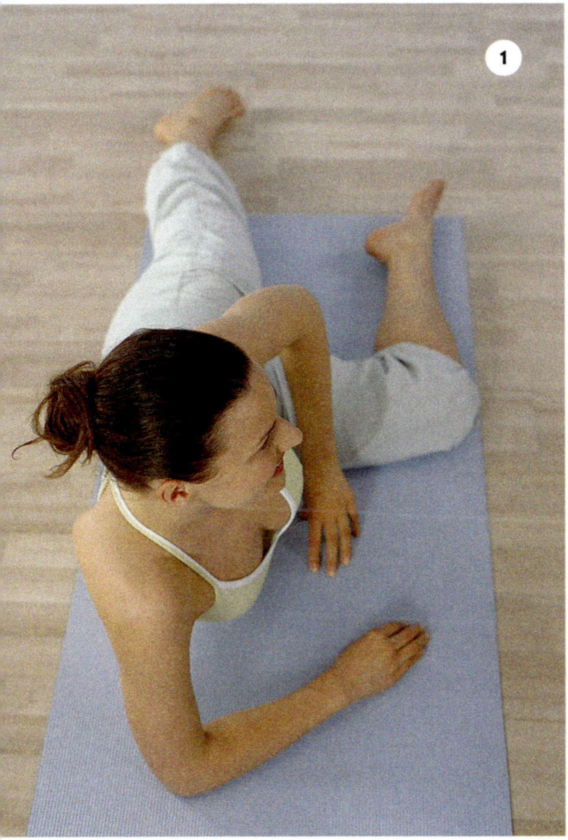
1

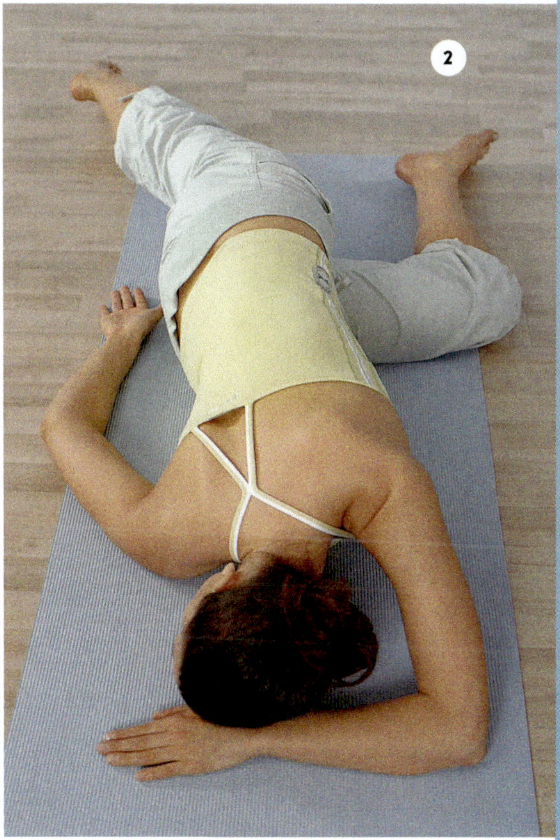
2

SEITSTÜTZ

1 Legen Sie sich auf die rechte Seite. Das untere (rechte) Bein ist etwa 90 Grad nach hinten gebeugt, das obere ist gestreckt. Stützen Sie Ihren rechten Ellbogen auf, der linke Arm liegt auf dem linken Oberschenkel.
2 Spannen Sie den Bauch an und heben Sie den Körper einige Zentimeter so vom Boden ab, dass Kopf, Oberkörper, Hüfte und linkes Bein eine möglichst gerade Linie bilden. (1)
3 Die Position 20 bis 30 Sekunden halten.

→ *Wiederholen Sie die Übung 3-mal auf jeder Seite.*

Wirkung

+ Neben der Rumpfmuskulatur werden auch die Gesäßmuskeln trainiert.
+ Gleichgewicht und die Körperstabilität werden geschult.

Tipp

Wenn Sie es schwieriger möchten, strecken Sie beide Beine und drücken sich aus dieser Position hoch.

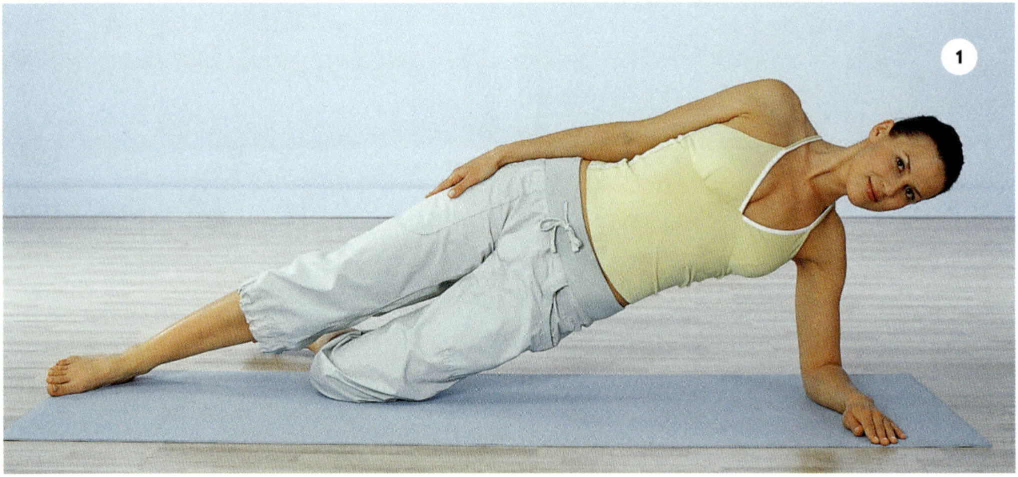

UNTERARMSTÜTZ

1 Legen Sie sich auf den Bauch. Stellen Sie die Zehen auf und stützen Sie die Unterarme im rechten Winkel zu den Oberarmen auf. Der Blick ist zum Boden gerichtet.

2 Heben Sie nun den Körper so an, dass er eine gerade Linie bildet. Bauch-, Rücken- und Gesäßmuskulatur sind fest angespannt. Atmen Sie dabei ruhig und gleichmäßig weiter. (1)

3 Halten Sie diese Position 20 bis 30 Sekunden lang.

→ *Wiederholen Sie die Übung 3-mal.*

Wirkung

+ Rücken-, Bauch- und Gesäßmuskulatur werden gekräftigt.

Tipp

Achten Sie darauf, dass Sie die gerade Position während der Übung beibehalten und nicht in eine verstärkte Hüftbeugung ausweichen, also »durchhängen«.

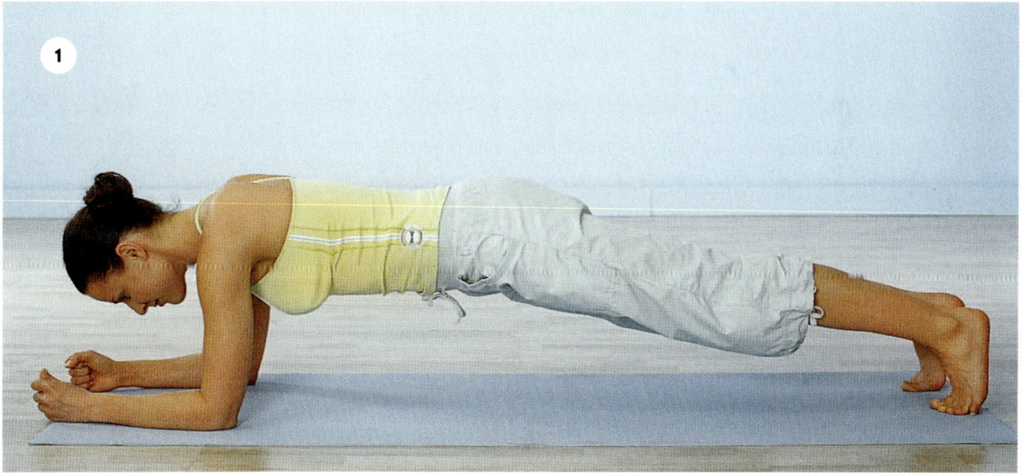

UMGEKEHRTER HACKER

1 Gehen Sie in den Vierfüßlerstand. Stützen Sie sich auf die Unterarme und falten Sie die Hände. Stellen Sie die Fußspitzen auf dem Boden auf.
2 Heben Sie beide Knie einige Zentimeter vom Boden ab. Das Gesäß befindet sich vor den Knien. Der Rücken bleibt gerade und der Kopf in Verlängerung der Wirbelsäule. Rücken-, Bauch- und Pomuskulatur sind angespannt.
3 Heben Sie abwechselnd den rechten und den linken Fuß für zwei bis drei Sekunden vom Boden ab. (1)

→ *Wiederholen Sie die Übung 10- bis 15-mal in 2 Sätzen.*

Wirkung

+ Sie kräftigen die Rückenmuskulatur insgesamt, besonders aber tief liegenden kleinen Muskeln, die Ihre Wirbel an Ort und Stelle halten.
+ Sie fördern Ihre Rumpfstabilität.

Tipp

Achten Sie darauf, dass Ihr Rücken gerade ist und Sie kein Hohlkreuz machen.

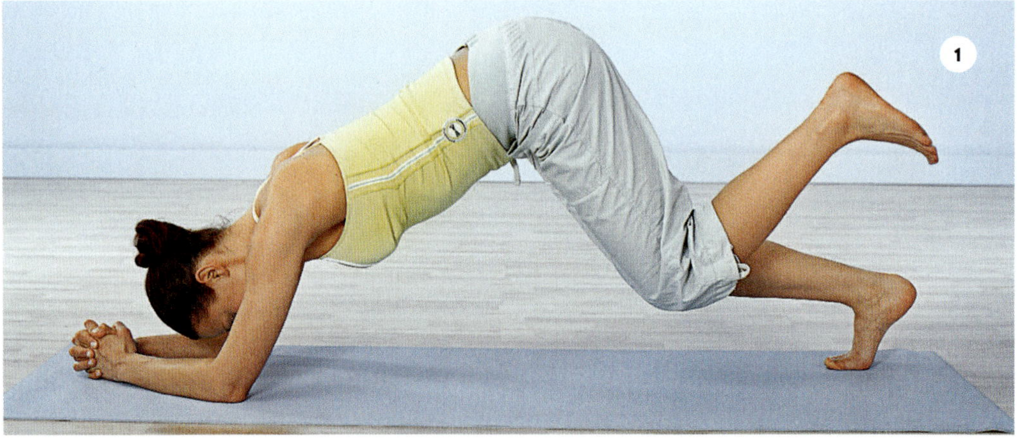

MINI-CRUNCH

1 Legen Sie sich in Rückenlage auf den Boden, beide Füße sind bei 90 Grad Kniebeugung hüftbreit aufgestellt. Die Hände liegen auf den Oberschenkeln.
2 Heben Sie Kopf und Schulterblätter langsam vom Boden ab. Die Hände wandern dabei bis zu den Knien. Den Kopf halten Sie so, dass zwischen Kinn und Brust ein Tennisball passen könnte. Der Blick ist schräg nach vorn zu den Knien gerichtet.
3 Halten Sie diese Position fünf Sekunden, gehen Sie dann langsam wieder zurück. (1)

→ *Wiederholen Sie die Übung 8- bis 12-mal in 3 Sätzen.*

Wirkung

+ Mit dieser Übung kräftigen Sie die gerade Bauchmuskulatur, die beim Stehen im Alltag meist nachgebend (exzentrisch) gegen die Schwerkraft arbeitet. Sie bildet die vordere Bauchwand und ist der stärkste Rumpfbeuger. Er richtet den Oberkörper aus der Rückenlage heraus auf.

Tipp

Arbeiten Sie nicht mit Schwung, sondern ganz langsam und kontrolliert, und dies besonders auf dem Rückweg.

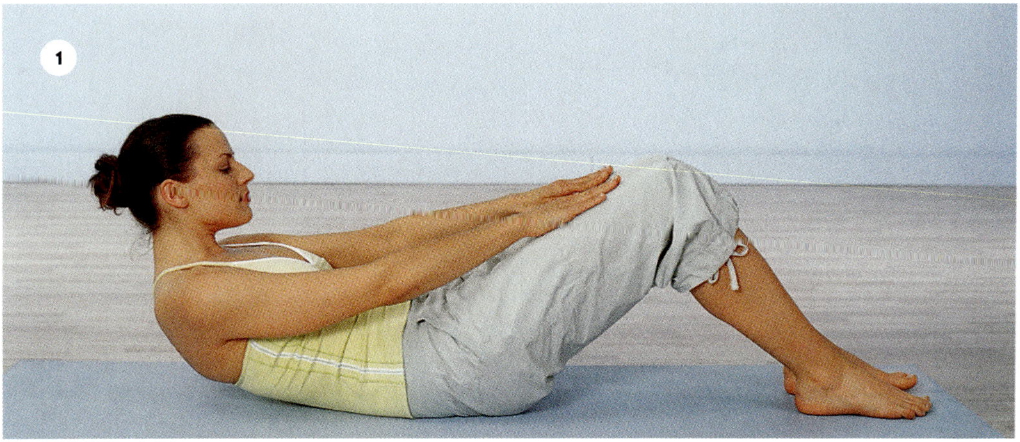

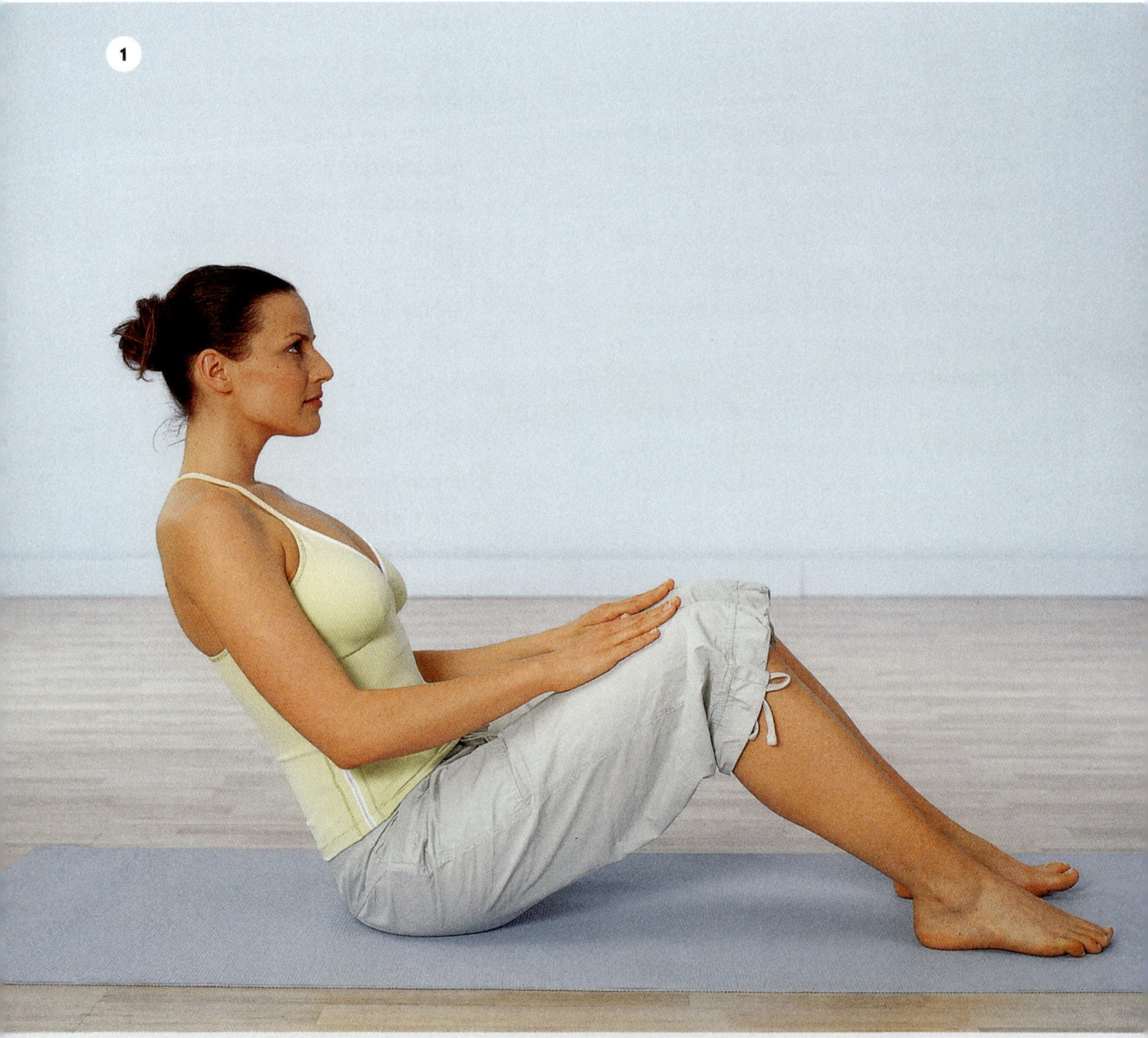
1

FREIER SITZ

1 Setzen Sie sich auf den Boden. Die Füße sind bei 90 Grad Kniebeugung mit der ganzen Fußsohle auf dem Boden aufgestellt, der Oberkörper ist aufrecht. Die Hände liegen locker auf den Oberschenkeln.
2 Neigen Sie den Oberkörper langsam zurück. Die Hände bleiben locker auf den Oberschenkeln. (1)
3 Spüren Sie ein leichtes Ziehen im Bauch?
4 Halten Sie die Position 15 bis 20 Sekunden und kommen Sie wieder langsam in die Ausgangsposition zurück.

→ *Wiederholen Sie die Übung 8- bis 12-mal in 2 Sätzen.*

Wirkung

+ Diese Übung stärkt die gerade Bauchmuskulatur, die im Alltag beim Stehen häufig gegen die Schwerkraft arbeitet. Sie bildet die vordere Bauchwand und ist der stärkste Beuger des Rumpfes. Ihre Hauptfunktion besteht darin, den Oberkörper aus der Rückenlage aufzurichten. Eine schwache Bauchmuskulatur erkennt man leicht an einem vorgewölbten Bauch.

Tipp

Achten Sie darauf, dass der Rücken gerade ist. Vermeiden Sie einen Rundrücken.
Neigen Sie sich nur so weit zurück, wie Sie die Übung kontrollieren können, und atmen Sie ruhig und gleichmäßig weiter!

OBERKÖRPER AUFROLLEN

1 Legen Sie sich auf den Rücken und stellen Sie beide Beine mit etwa 90-Grad-Kniebeugung auf. Drücken Sie die Fersen in den Boden und ziehen Sie die Zehenspitzen an. Die Arme liegen parallel zum Körper, die Handflächen sind im Handgelenk so angewinkelt, dass die Finger zur Decke zeigen.

2 Heben Sie Kopf und Schulterblätter langsam vom Boden ab. Schieben Sie dabei die Hände knapp oberhalb des Bodens in Richtung Füße. Die Lendenwirbelsäule liegt weiterhin auf dem Boden. (1)

3 Halten Sie die Position etwa 5 Sekunden und kommen Sie wieder langsam und kontrolliert in die Ausgangsposition zurück.

→ *Wiederholen Sie die Übung 8- bis 12-mal in 3 Sätzen.*

Wirkung

+ Sie kräftigen die Bauchmuskeln und stabilisieren Wirbelsäule und Rumpf.

Tipp

Halten Sie nicht die Luft an während der Übung, sondern atmen Sie unbedingt weiter.

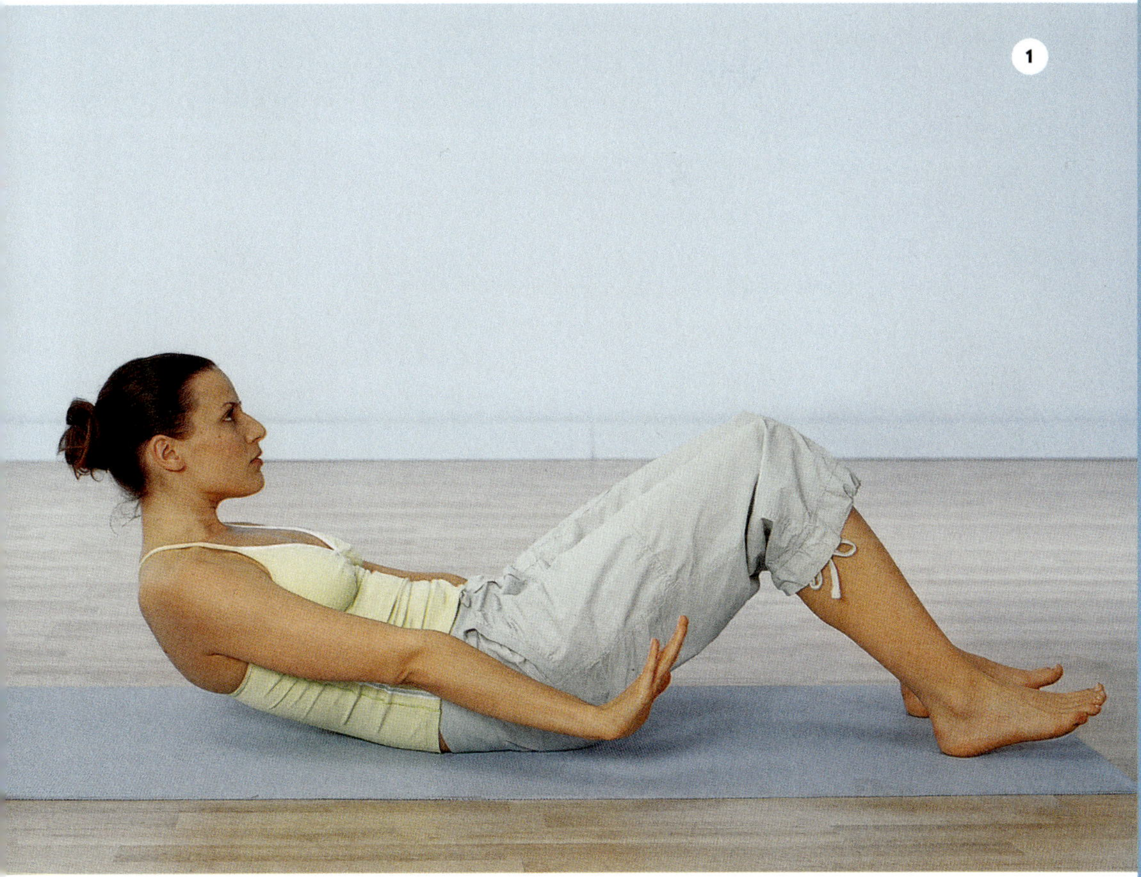
1

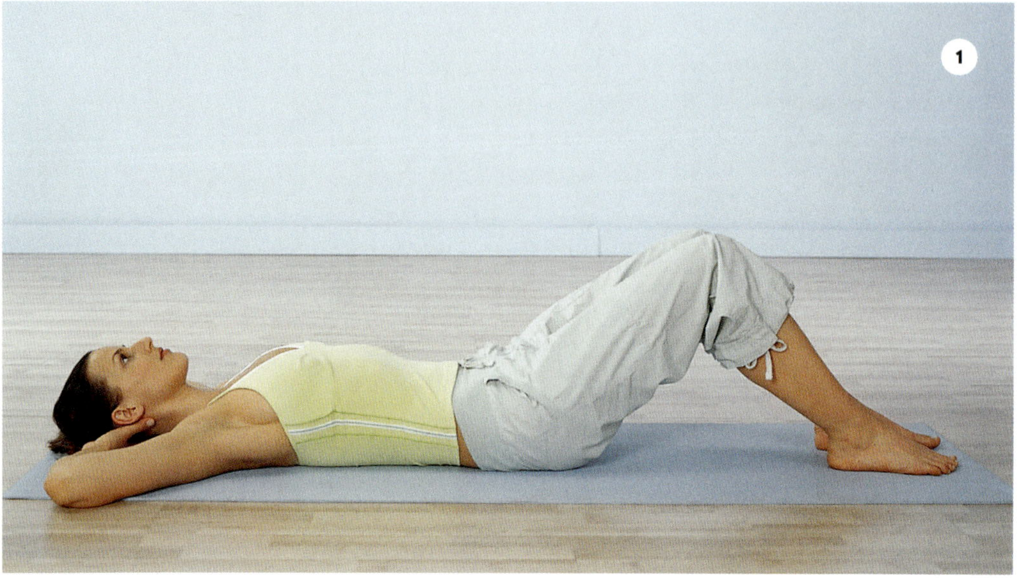
1

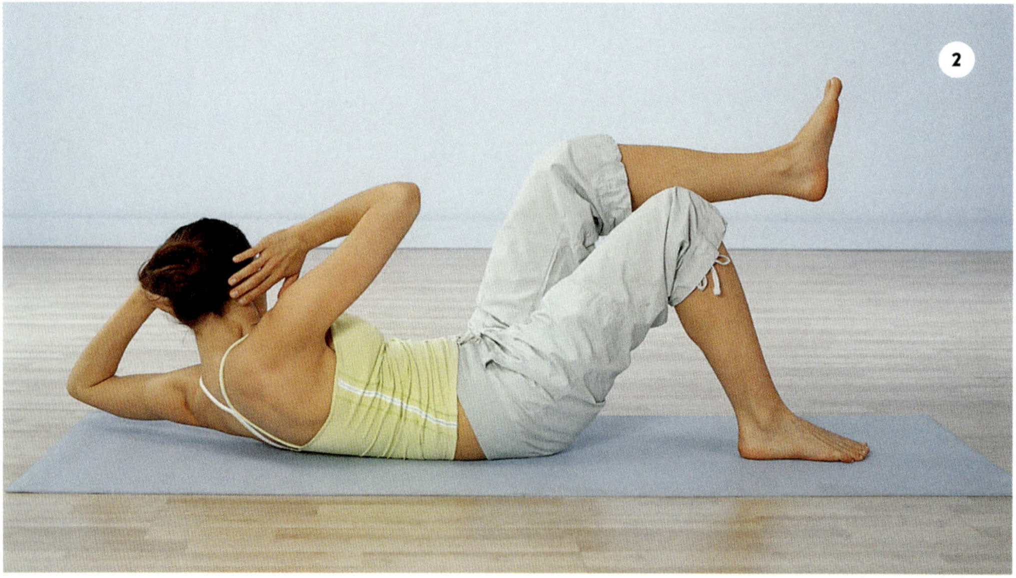
2

CRISS CROSS

1 Legen Sie sich auf den Rücken. Beide Beine sind etwa 90 Grad gebeugt und mit der ganzen Fußsohle auf dem Boden aufgestellt. Die Hände liegen unter dem Kopf. Der Blick ist nach oben gerichtet. Sie atmen gleichmäßig ein und aus. Die Lendenwirbelsäule drückt fest gegen den Boden. Dies ist Ihre Ausgangsposition. (1)

2 Spannen Sie mit der Einatmung die Bauchmuskulatur an.

3 Dann heben Sie beide Schulterblätter vom Boden ab und drehen mit der rechten Schulter in Richtung linkes Knie. Heben Sie gleichzeitig das linke Bein hoch. Die Ellbogen bleiben außen. Der Kopf folgt der Bewegung. (2)

→ *Wiederholen Sie die Übung 10- bis 15-mal pro Seite in 2 Sätzen.*

Wirkung

+ Diese Übung kräftigt die schrägen Bauchmuskeln. Sie sind an allen Bewegungen des Rumpfs beteiligt, besonders an der Neigung zur Seite und der Drehung des Rumpfs.
+ Zusammen mit den tiefen kleinen Rückenmuskeln stabilisieren die schrägen Bauchmuskeln den Rücken und sichern die Wirbelkörper.

Tipp

Spüren Sie bewusst in die Dehnung hinein, gerade auch in die der Seiten, denn im Alltag gibt es kaum Bewegungen, die eine seitliche Dehnung erfordern.

HINGUCKER

1. Legen Sie sich auf den Rücken. Heben und winkeln Sie beide Beine so an, dass die Oberschenkel senkrecht sind und mit den Unterschenkeln einen 90-Grad-Winkel bilden. Die Arme liegen gestreckt neben dem Körper, die Handflächen sind zum Boden gerichtet.
2. Heben Sie die Schulterblätter vom Boden ab und ziehen Sie beide Arme seitlich zunächst am rechten Oberschenkel vorbei, anschließend dann am linken. (1)
3. Achten Sie darauf, dass sich der Oberkörper den Knien nähert, nicht umgekehrt. Und atmen Sie gleichmäßig weiter.

→ *Wiederholen Sie die Übung 6- bis 8-mal.*

Wirkung

- Diese Übung stärkt die schrägen Bauchmuskeln, die bei allen Rumpfbewegungen eine wichtige Rolle spielen, insbesondere bei Seitneigungen und Drehbewegungen des Rumpfs.
- Gemeinsam mit den tiefen, kleinen Rückenmuskeln tragen die schrägen Bauchmuskeln zur Stabilisierung des Rückens bei und sorgen für die Sicherheit der Wirbelkörper.

Tipp

Halten Sie nicht die Luft an während der Übung, sondern atmen Sie unbedingt weiter.

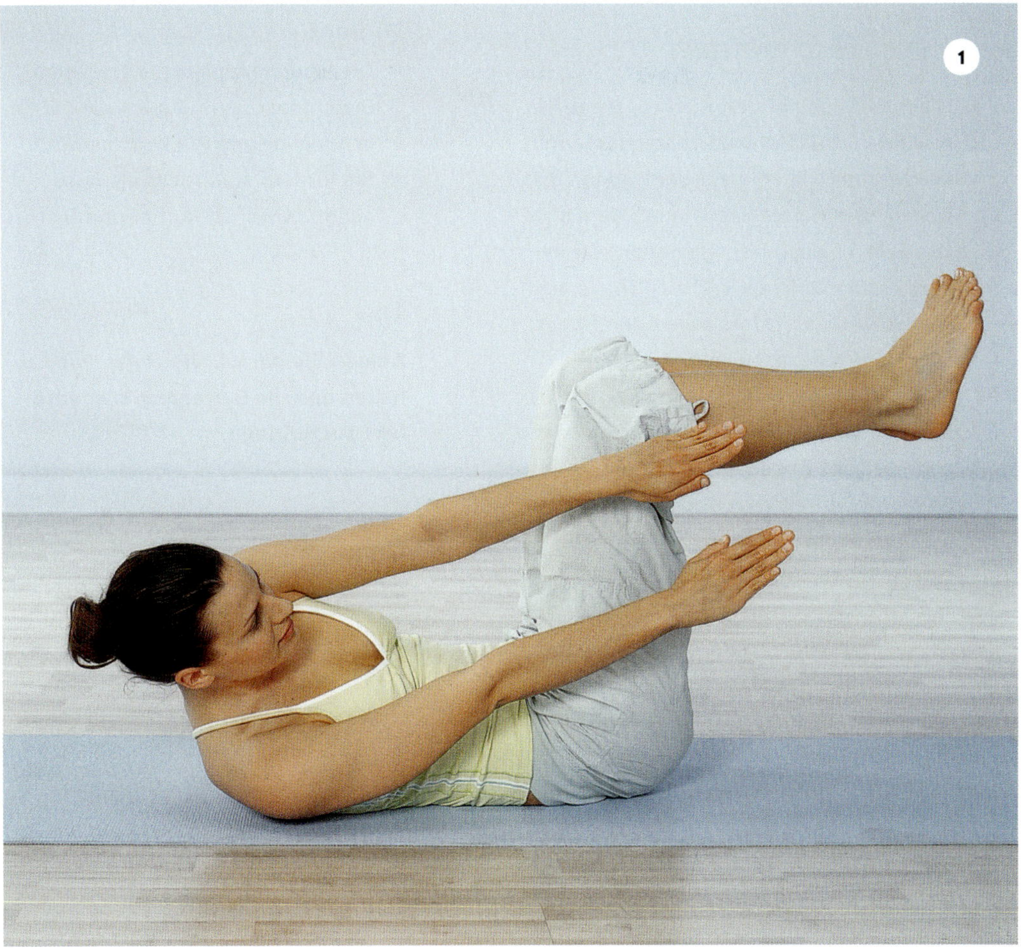
1

DIAGONALE

1 Legen Sie sich auf den Rücken. Beide Beine sind in etwa 90 Grad gebeugt und mit der ganzen Fußsohle auf dem Boden aufgestellt. Die Hände liegen unter dem Kopf. Der Blick ist nach oben gerichtet. Sie atmen gleichmäßig ein und aus. Die Lendenwirbelsäule drückt fest gegen den Boden. Dies ist Ihre Ausgangsposition. (1)

2 Strecken Sie das rechte Bein nach vorn und den linken Arm nach hinten bis knapp oberhalb des Bodens. Heben Sie das linke Bein angewinkelt vom Boden ab. Der rechte Arm zieht nach vorn zum linken Oberschenkel. (2)

3 Machen Sie die Übung im Wechsel mit dem linken Bein und dem rechten Arm.

→ *Wiederholen Sie die Übung 10- bis 15-mal pro Seite in 3 Sätzen.*

Wirkung

+ Die Übung trainiert die schrägen Bauchmuskeln und auch die tief liegenden kleinen Rückenmuskeln.
+ Sie fördern außerdem die Koordination zwischen Rumpf und Beinen.

Tipp

Achten Sie darauf, die Hüfte stabil zu halten und die Bewegungen kontrolliert auszuführen.

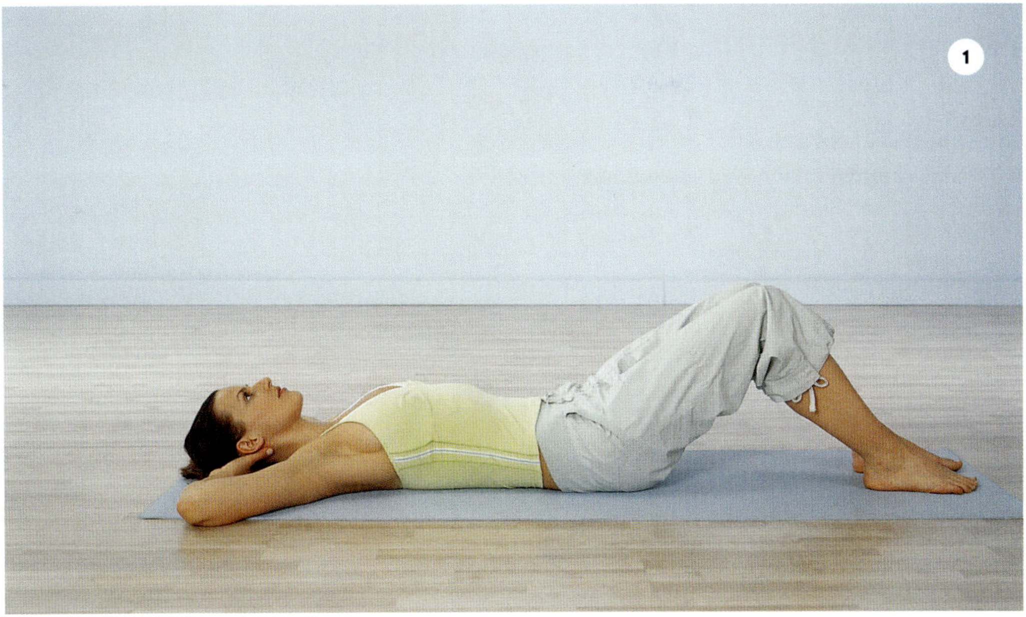
1

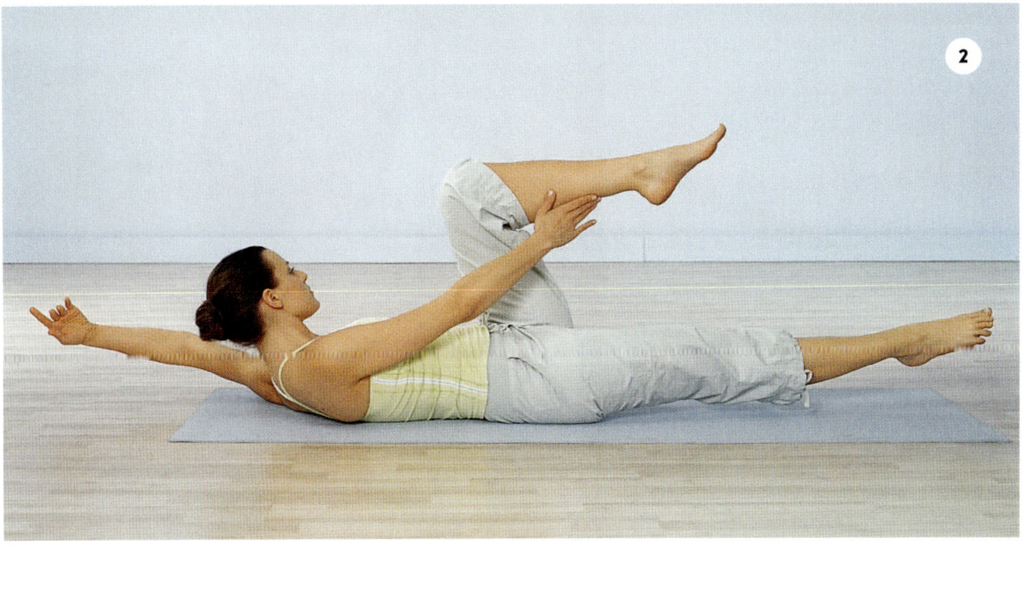
2

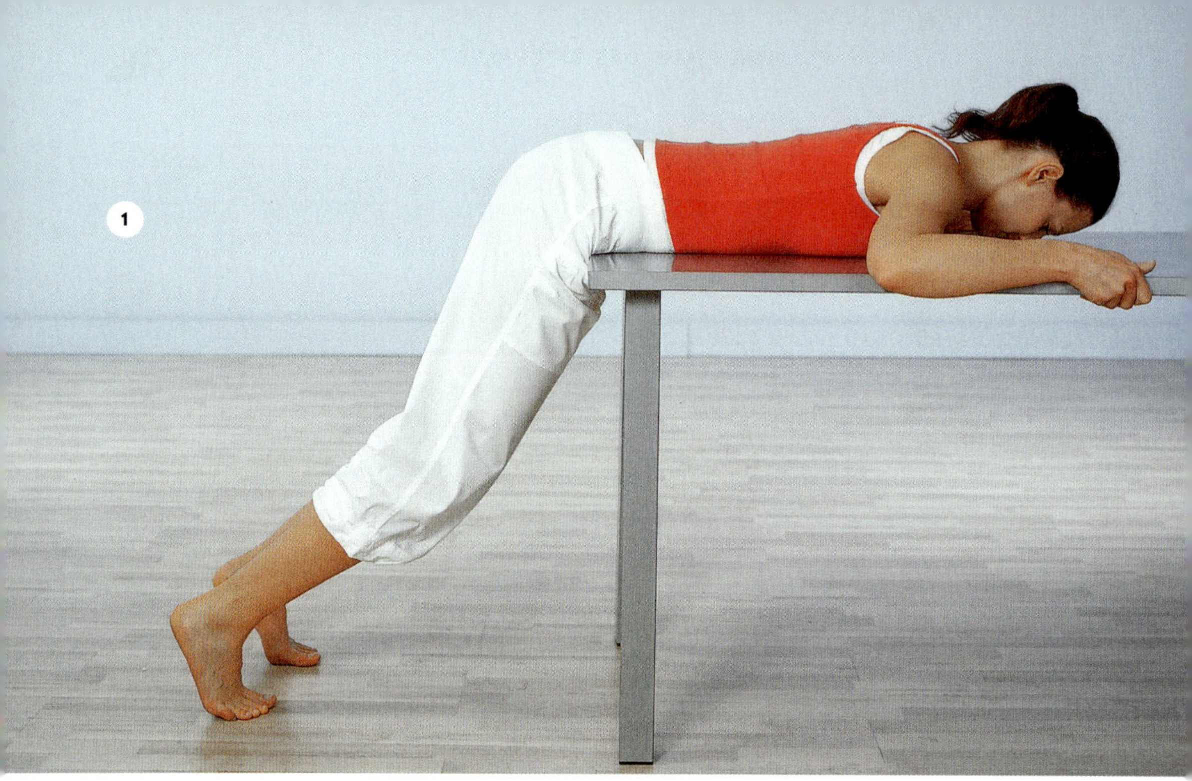
1

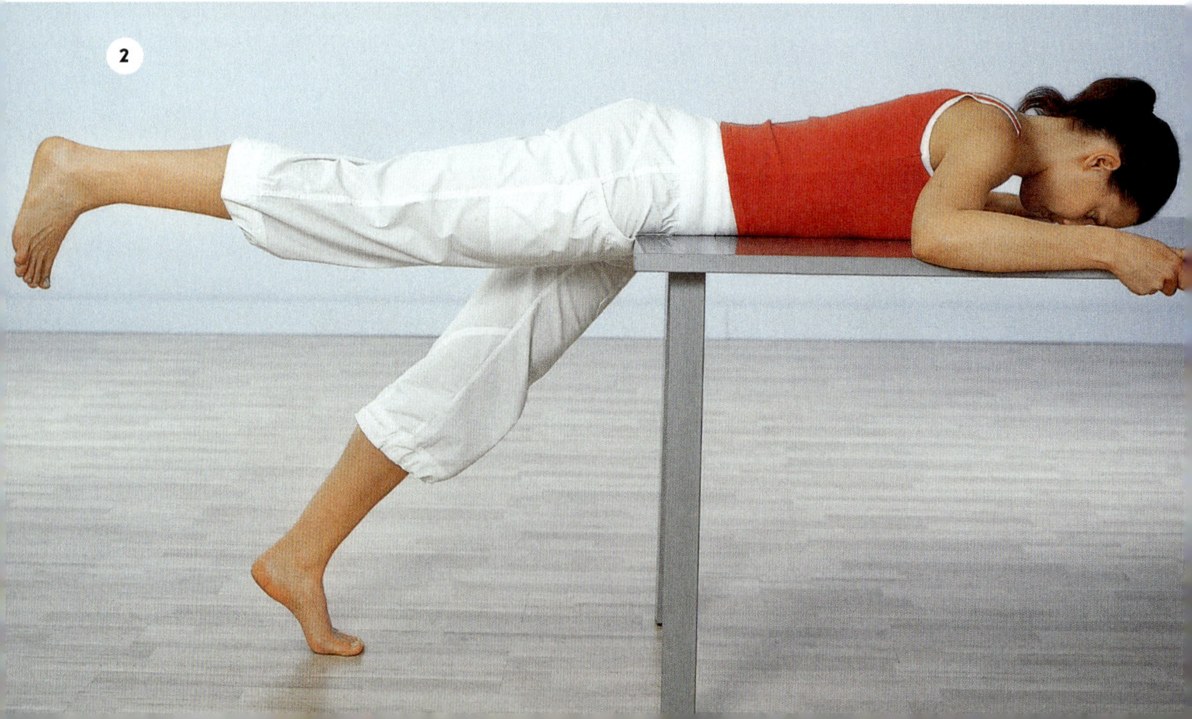
2

PO-RUNDER

1. Legen Sie sich in Bauchlage auf einen Tisch, die Hüfte liegt gerade auf der Platte. Halten Sie sich mit den Händen an der Tischkante fest. Die Beine sind leicht angewinkelt, Sie stehen auf den Zehenspitzen. (1)
2. Heben Sie das rechte Bein und strecken Sie es nach hinten. Ziehen Sie dabei die Zehenspitze an. Die Zehen des linken Fußes bleiben am Boden. (2)
3. Halten Sie die Position 10 bis 15 Sekunden lang.
4. Dann absenken und noch einmal.

→ *Wiederholen Sie die Übung 10- bis 12-mal pro Seite in 2 Sätzen.*

Wirkung

+ Die Übung dient der Kräftigung der Gesäßmuskulatur, die für die Beckenaufrichtung verantwortlich ist. Diese wiederum ist Voraussetzung für eine aufrechte Körperhaltung. Die Gesäßmuskulatur teilt sich in große und kleine Gesäßmuskeln auf. Die kleinen Gesäßmuskeln gewährleisten beim Gehen eine gerade Haltung des Beckens und verhindern ein Absinken der Hüfte. Der große Gesäßmuskel streckt das Hüftgelenk und hilft beim Hochkommen aus der Hocke.

Tipp

Legen Sie die Nasenspitze sanft auf den Tisch, damit Hals und Kopf in Verlängerung der Wirbelsäule bleiben.

DOG

1 Gehen Sie in den Vierfüßlerstand. Die Hände sind auf gleicher Höhe und zeigen parallel nach vorn.

2 Führen Sie das linke Bein ein wenig zur Seite. Ober- und Unterschenkel bilden einen 90-Grad-Winkel. Der Rücken bleibt gerade und der Kopf befindet sich in Verlängerung der Wirbelsäule. Der Blick ist zum Boden gerichtet. (1)

3 Nehmen Sie das Bein wieder zum Körper, aber setzen Sie es vor der nächsten Wiederholung nicht ab.

→ *Wiederholen Sie die Übung 10- bis 12-mal pro Seite in 2 Sätzen.*

Wirkung

+ Mit dieser Übung stärken Sie die Gesäßmuskulatur, die für die Aufrichtung des Beckens zuständig ist und damit für eine aufrechte Körperhaltung. Die kleinen Gesäßmuskeln sorgen dafür, dass das Becken beim Gehen gerade bleibt und die Hüfte nicht absinkt. Der große Gesäßmuskel streckt das Hüftgelenk und hilft, aus der Hocke hochzukommen.

Tipp

Halten Sie das Becken möglichst gerade: Es soll nicht mit dem Bein mitdrehen.

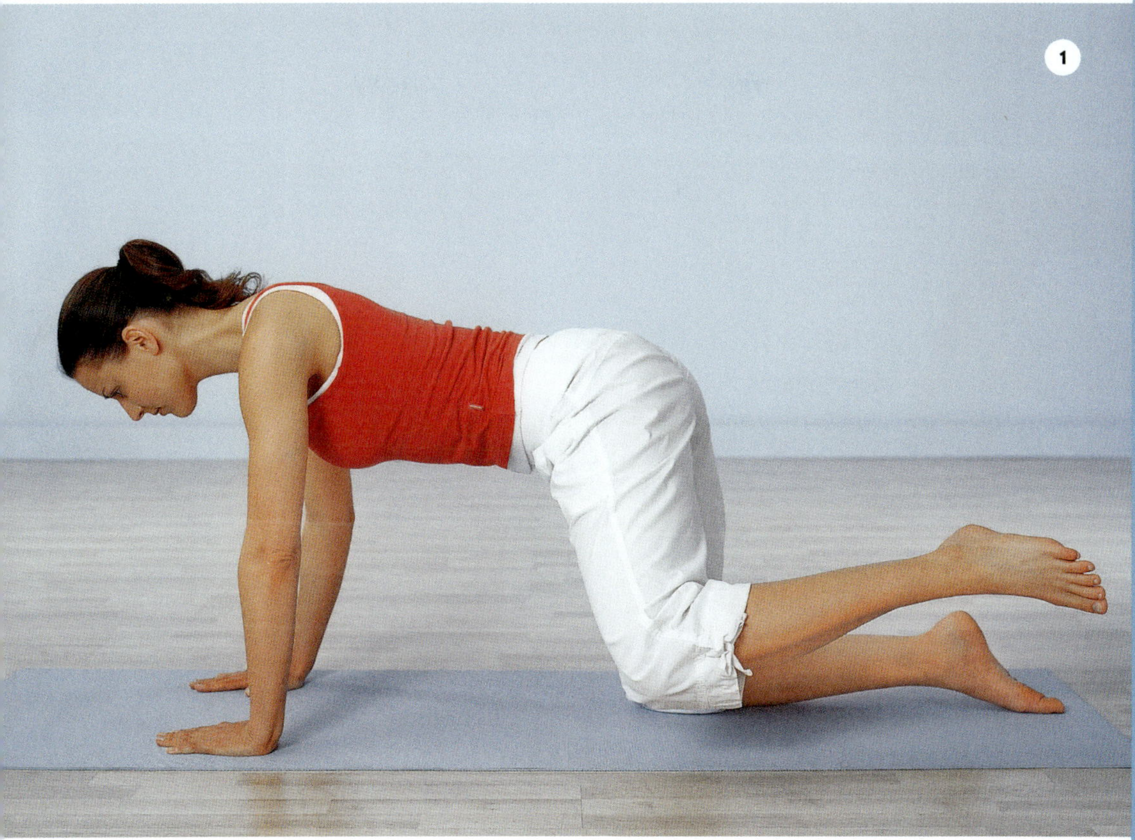
1

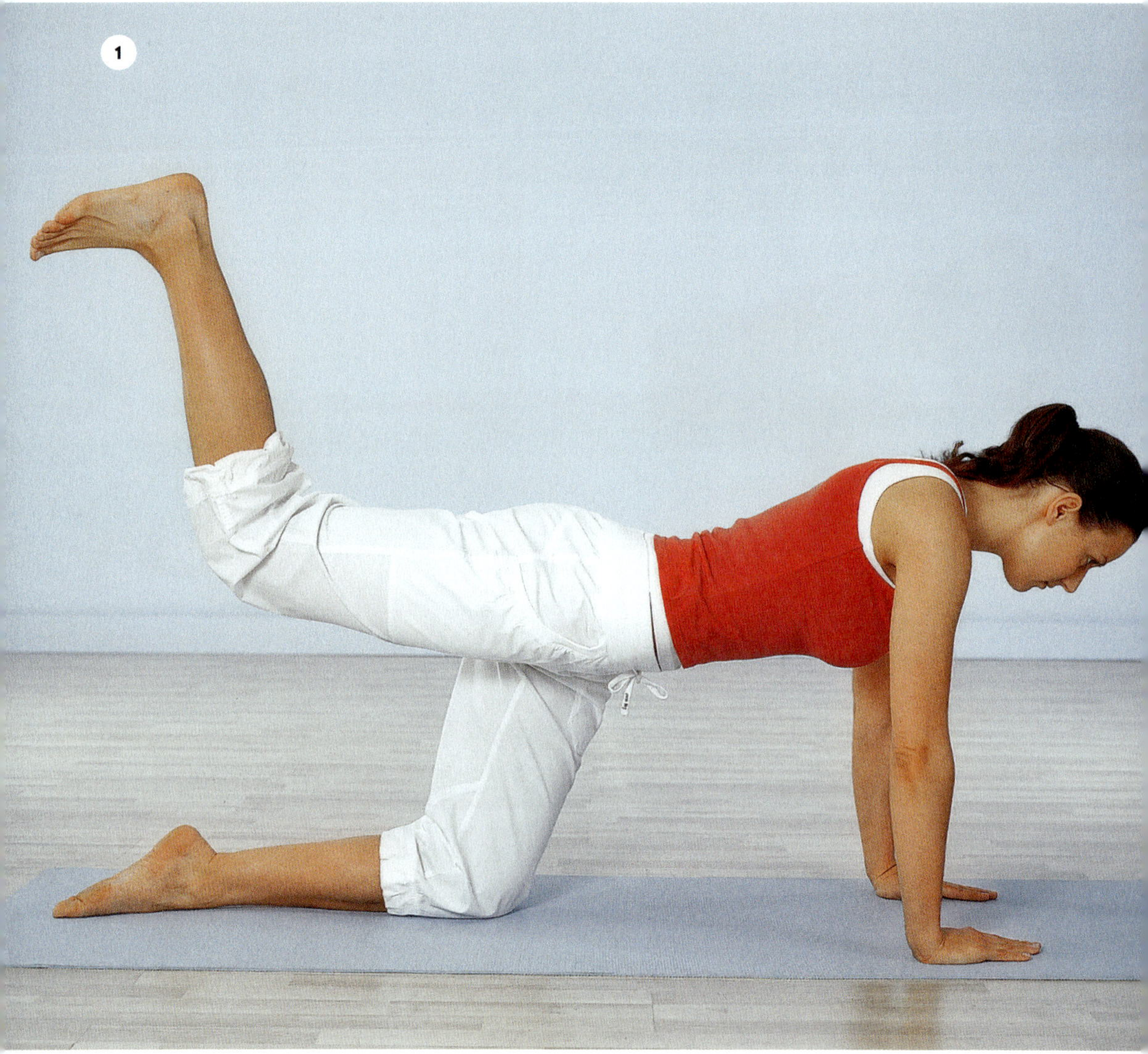
1

HOHER PO-RUNDER

1 Heben Sie im Vierfüßlerstand den linken Oberschenkel so an, dass er sich parallel zum Boden befindet und mit dem Rumpf eine Linie bildet. Ober- und Unterschenkel bilden einen 90-Grad-Winkel, die Fußsohle zeigt zur Decke. Der Rücken ist gerade, der Kopf in Verlängerung der Wirbelsäule.

2 Mit dem oberen Bein machen Sie nun ganz kleine Bewegungen in Richtung Decke und zurück. Bewegen Sie das Bein auf und ab, auf und ab und auf und ab. (1)

→ *Wiederholen Sie die Übung 10- bis 12-mal pro Seite in 2 Sätzen.*

Wirkung

+ Die Übung trainiert nicht nur die Gesäß-, sondern auch die Arm- und Schultermuskulatur.
+ Sie schult außerdem Ihr Gleichgewicht.

Tipp

Um gleichzeitig etwas für den oberen Rücken und die obere Schultermuskulatur zu tun, können Sie die Ellbogen bei dieser Übung leicht beugen.

Alltagstaugliche Kurzprogramme

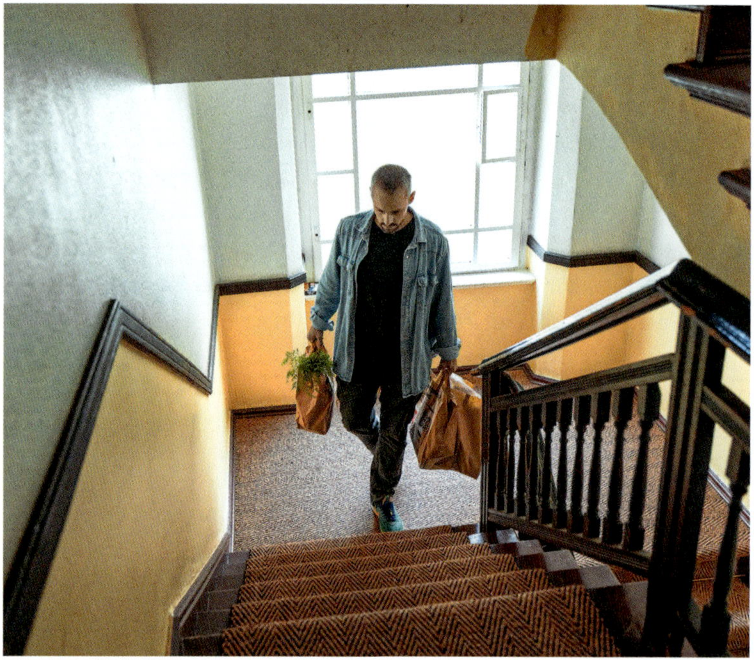

Damit es Ihrem Rücken trotz des vielen Sitzens wieder gut geht und Nacken, Schultern sowie unterer Rücken nicht zu »Dauerbaustellen« werden, habe ich Ihnen aus den Übungen des letzten Kapitels einige Kurzprogramme zusammengestellt. Darauf können Sie je nach Zeit und Situation in Ihrem

Alltag zwischendurch zurückgreifen. Letztlich kommt es nämlich nicht darauf an, täglich ein langes Work-out zu schaffen, sondern darauf, immer mal wieder das Sitzen zu unterbrechen. Ihr Rücken profitiert von häufigen und dynamischen Bewegungswechseln, sodass viele kurze Einheiten fast noch besser sind als eine einzige lange. Tatsächlich lohnt sich jeder Gang zur Toilette oder zur Kaffeemaschine. Wenn es dabei noch Treppen rauf oder runter geht – umso besser.

JEDE TREPPE NUTZEN

Lassen Sie Lift oder Rolltreppe links liegen und nehmen Sie die Treppe. Physiker haben herausgefunden, dass Treppensteigen etwa siebenmal anstrengender ist als Gehen oder leichtes Laufen in der Horizontalen. Laut Statistik verlängert jede Stufe treppauf das Leben um drei bis vier Sekunden. Für Ihren Rücken bedeutet jede genommene Stufe mehr Sauerstoff und Nährstoffe, weniger festgeklebte Faszien.

Integrieren Sie die Übungen in den Alltag

Die Übungen ab *Seite 34* habe ich bewusst so zusammengestellt, dass sie vom Sitzen über das Stehen *(ab Seite 60)* bis zum ganzen Körper *(ab Seite 68)* reichen und innerhalb dieser Bereiche von leicht zu schwieriger. So können Sie sich für ganz kurze Bewegungsmomente zwischendurch eine Sitzübung herauspicken und diese beim Überlegen Ihrer nächsten Arbeitsschritte durchführen. Oder bevor Sie zum nächsten Meeting gehen, machen Sie eine der Stehübungen. Manche der Dehnübungen können Sie sogar im Gehen auf dem Weg zum Konferenzraum durchführen. Und wenn Sie sich sehr gestresst fühlen, machen Sie zwischendurch die Entspannungsübungen im Sitzen *(Seite 44, 45)* oder im Stehen *(Seite 60)*.
Auf den folgenden Seiten habe ich Ihnen einige Programme zusammengestellt – mit unterschiedlichen Zielsetzungen und Anforderungen. Suchen Sie sich die Übungsfolge aus, die gerade Ihren Bedürfnissen entspricht, wechseln Sie aber immer wieder.
Zusätzlich empfehle ich Ihnen das All inclusive-Programm *ab Seite 110*. Gönnen Sie sich diese kurze Auszeit am besten dreimal pro Woche und Beschwerden mit Schultern, Nacken oder unterem Rücken werden bald der Vergangenheit angehören.

Für Minimalisten

Keine Zeit? Zu viel Aufwand? Zu umständlich? Es gibt keine Ausreden mehr, denn hier ist die Lösung: Das Programm für Minimalisten ist perfekt für alle, die meinen, überhaupt keine Zeit für Bewegung oder gar Sport zu haben. Diese Übungsreihe dauert maximal fünf Minuten – deutlich weniger als Schminken oder Kaffee kochen. Worauf also noch warten? Am besten gleich morgens nach dem Aufstehen damit den Tag beginnen. Als Frischekick ist das Programm mindestens so effektiv wie eine Dusche und die vier Übungen haben einen enormen Effekt. Und sie machen Lust auf mehr!

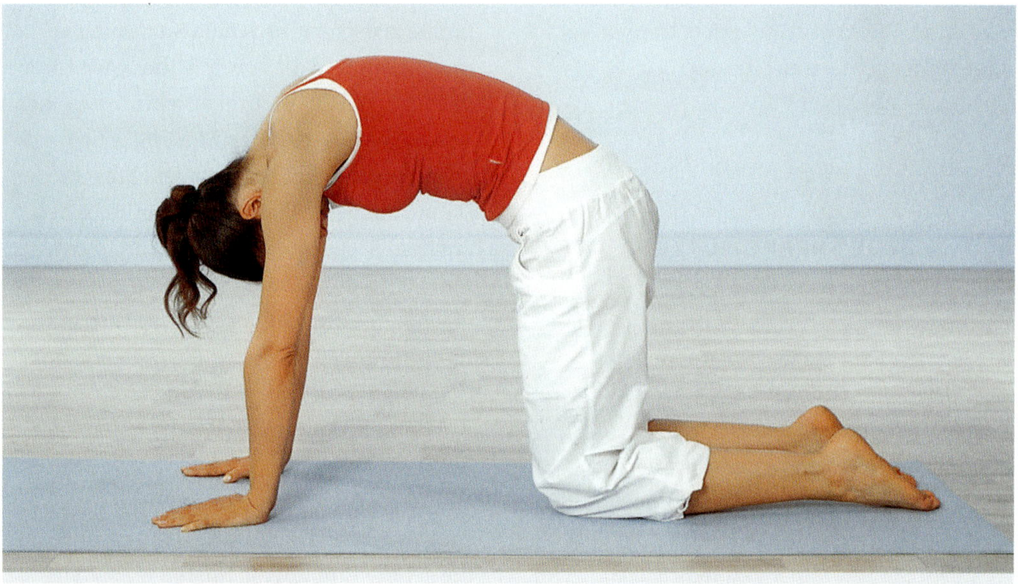

1 Katze und Kuh *(Seite 70)*

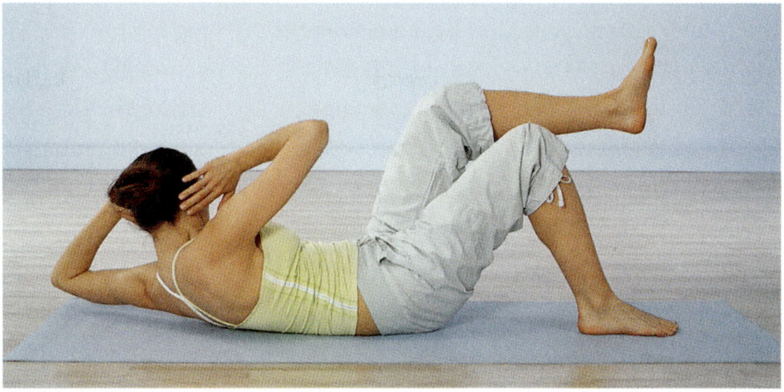

2 Criss Cross *(Seite 90)*

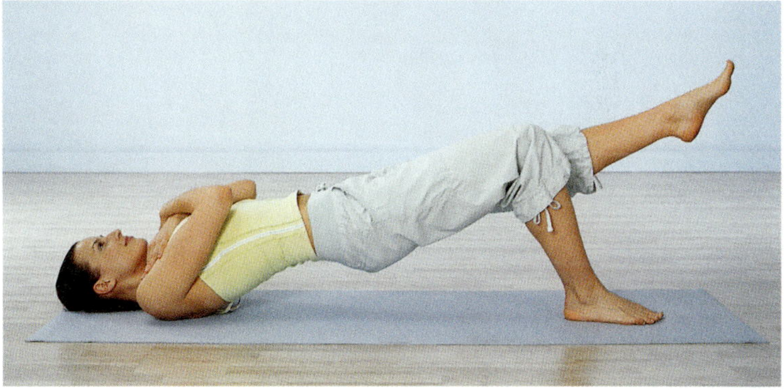

3 Einbeinige Brücke *(Seite 77)*

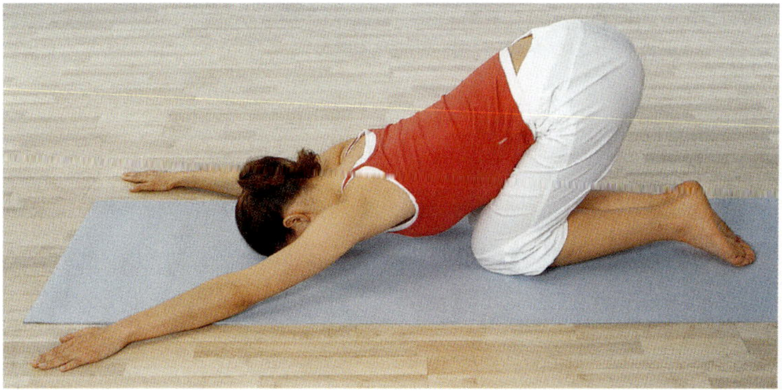

4 Liegender Brustöffner *(Seite 72)*

Für Autofahrer

Nach einer Stunde Autofahrt liegt die Wirbelsäule im »Koma«. Wecken Sie sie auf, indem Sie sich mindestens alle zwei Stunden eine kurze Pause gönnen. Auf Rastplätzen sollten Sie nicht nur tanken und essen, sondern sich auch bewegen. Gehen und laufen Sie ein wenig hin und her, vielleicht in tiefen Ausfallschritten, und nutzen Sie die folgenden Übungen. Sieht blöd aus? Macht nichts! Sie bekommen auf jeden Fall keine Rückenschmerzen und sind taufrisch. Das ist doch letztlich das, worauf es ankommt.

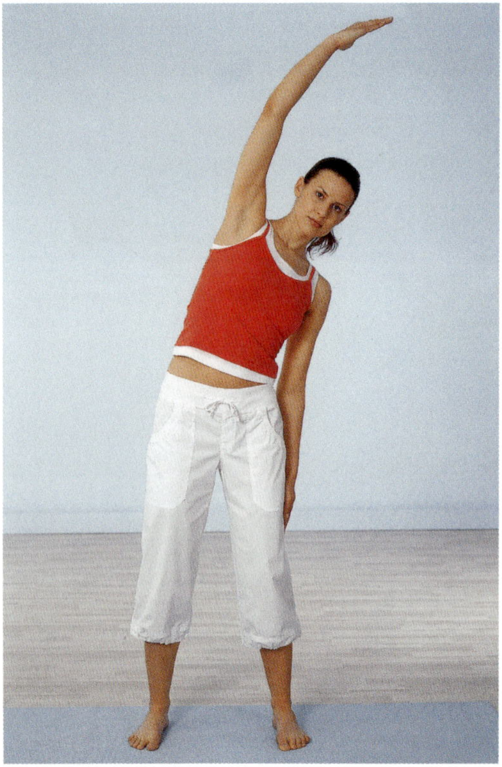

1 Stehende Seitneigung *(Seite 52)*

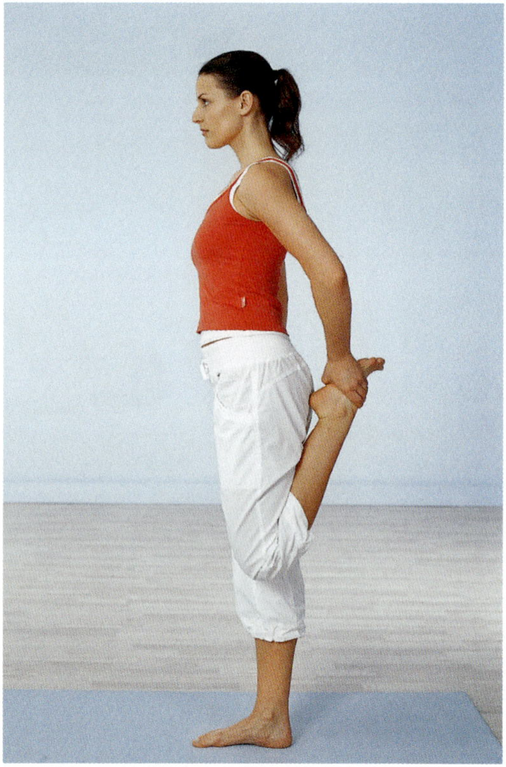

2 Oberschenkeldehnung *(Seite 55)*

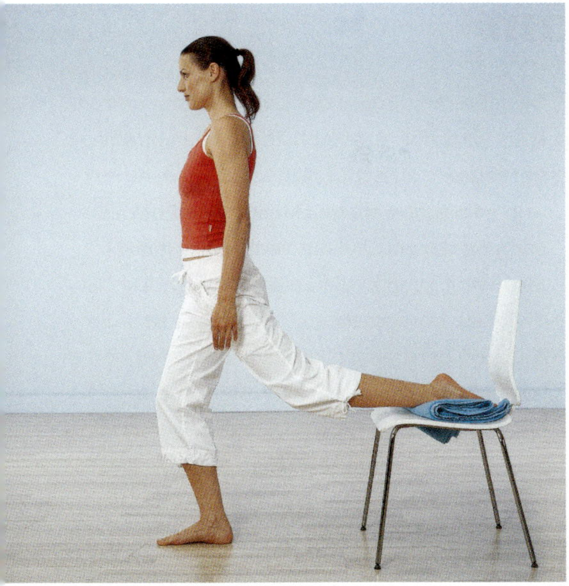

3 Flitzebogen *(Seite 56)*

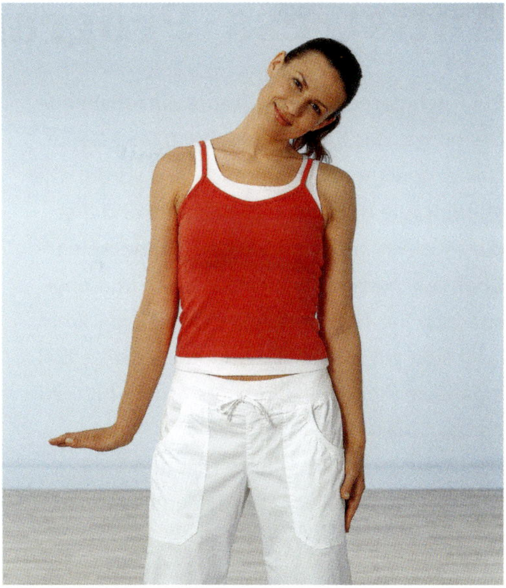

4 Nackendehnung *(Seite 58)*

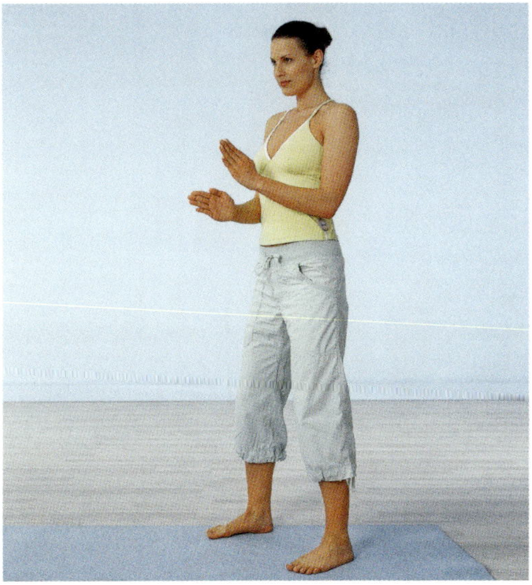

5 Hacker *(Seite 62)*

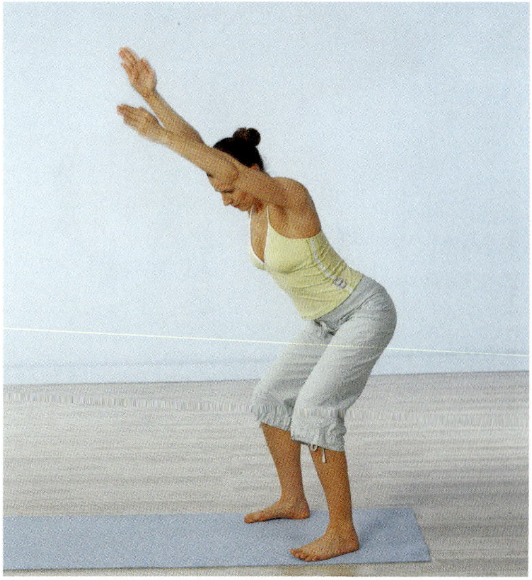

6 Hacker überkopf *(Seite 65)*

Antistress-Programm

Ein furchtbares Meeting, kaum einzuhaltende Deadlines, der Chef besonders mies gelaunt. Das geht nicht spurlos am Rücken vorbei. Die Wirbelsäule ist dann sehr sensibel und erst die Muskeln ... Geben Sie dem Stress keine Chance – nutzen Sie kleine Pausen und entspannen Sie sich. Das Anti-Stress-Programm lässt sich gut mit einer Atemübung *(Seite 124)* ergänzen. Richtiges und tiefes Atmen hilft, zu entspannen.

Das Anti-Stress-Programm regt den Stoffwechsel der Muskeln und des umliegenden Gewebes an, fördert die Durchblutung und sorgt so dafür, dass Abfallprodukte abtransportiert und »frische« Nährstoffe zu den Muskeln gebracht werden. Dadurch wird die Versorgung der Muskulatur verbessert, mehr Sauerstoff kann in die Zellen strömen. Das ist die beste Voraussetzung dafür, dass sich die Muskeln entspannen können. Entspannt und voll neuer Energie – so kann sich jede einzelne Muskelfaser mit den dazugehörigen Nerven- und Bewegungseinheiten auf jede Situation einstellen.

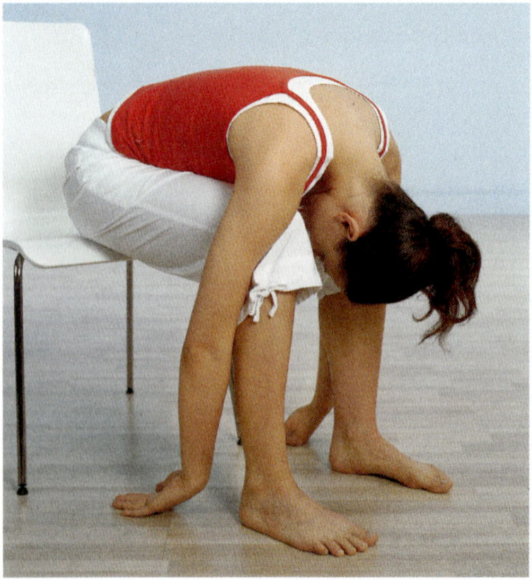

1 Ruhestellung *(Seite 45)*

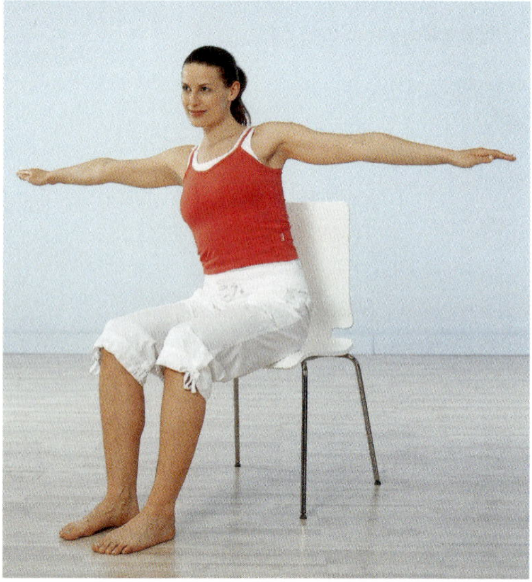

2 Windspiel *(Seite 38)*

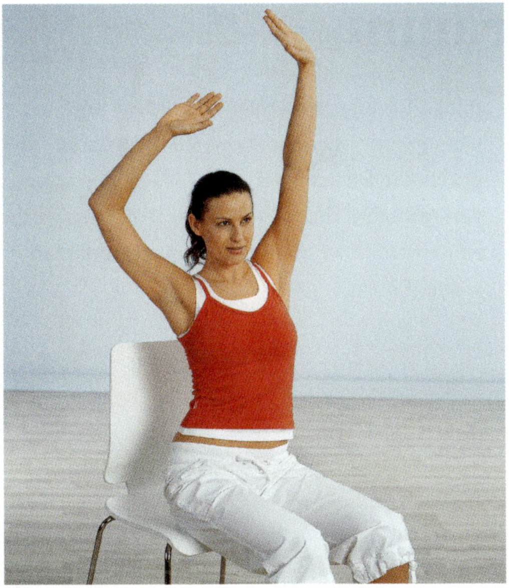

3 Kirschen pflücken *(Seite 34)*

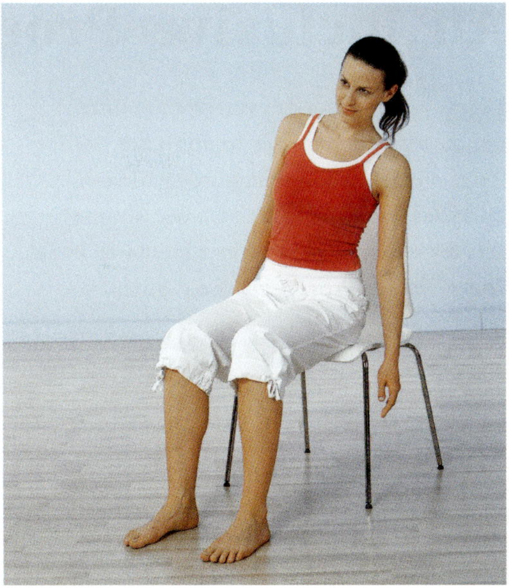

4 Seitneigung *(Seite 36)*

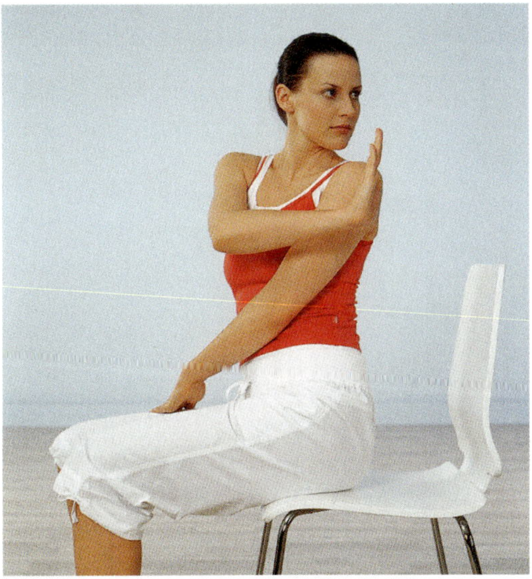

5 Stopp *(Seite 42)*

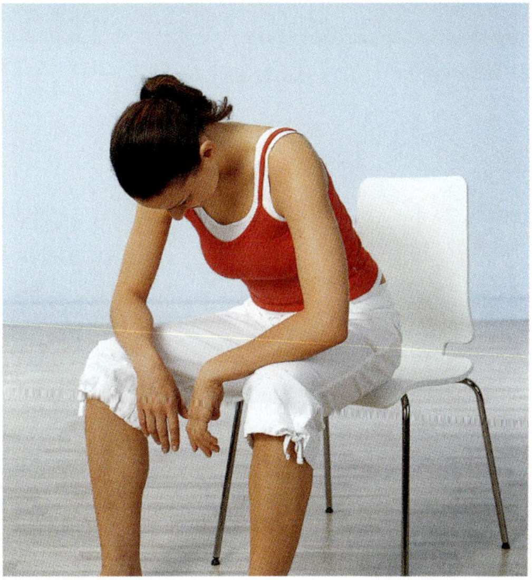

6 Denker *(Seite 44)*

All-inclusive-Programm

Träumen Sie nicht auch von einem Körper, der durchtrainiert und in Topform ist? Dem Sie auch mal eine Last aufbürden können, ohne dass es gleich zu Problemen kommt? Das All-inclusive-Programm kann Ihnen dabei helfen. Dieses Programm ist die optimale Pflege für Ihre Wirbelsäule. Mit den acht Übungen bringen Sie Ihren Rücken sicher durch alle Belastungen des Alltags. Die wenigen Minuten, die Sie investieren müssen, lohnen sich. Sie werden es schnell zu schätzen wissen!

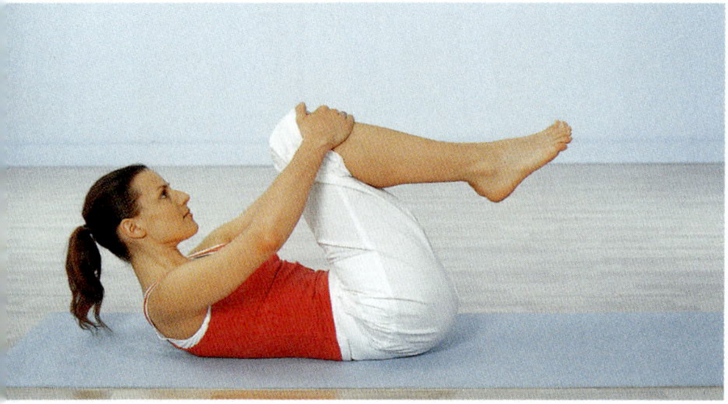

1 Rückenschaukel *(Seite 68)*

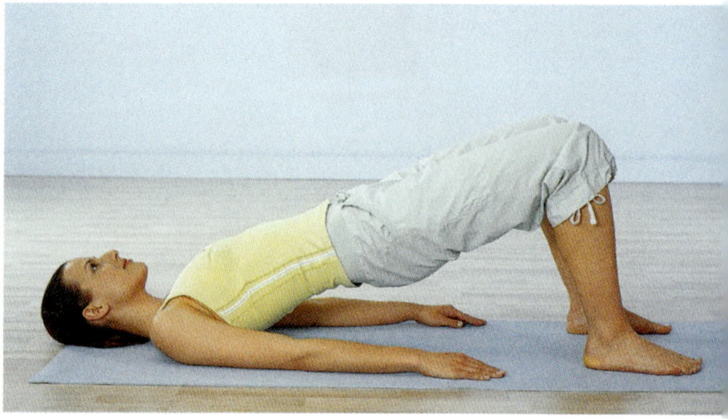

2 Brücke *(Seite 76)*

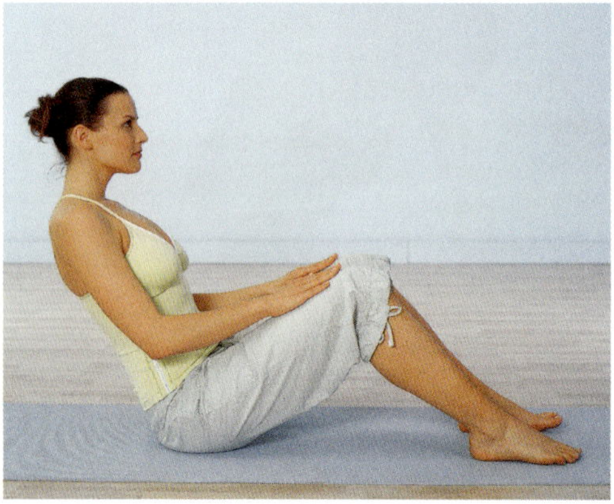

3 Freier Sitz *(Seite 86)*

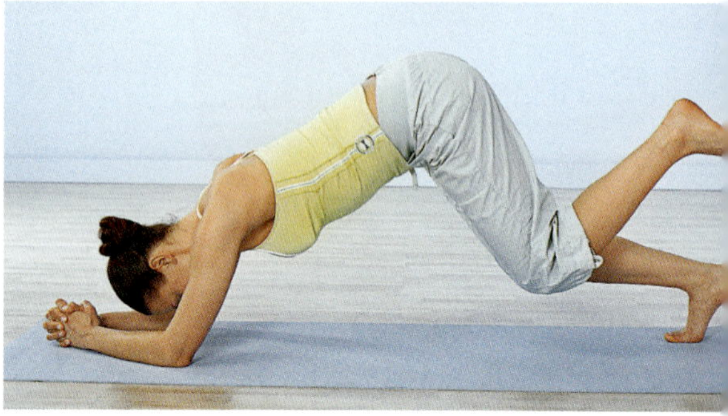

4 Umgekehrter Hacker *(Seite 84)*

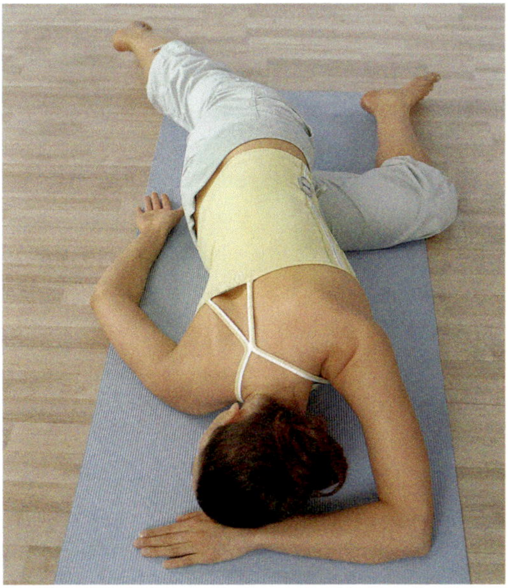

5 Liegende Drehung *(Seite 80)*

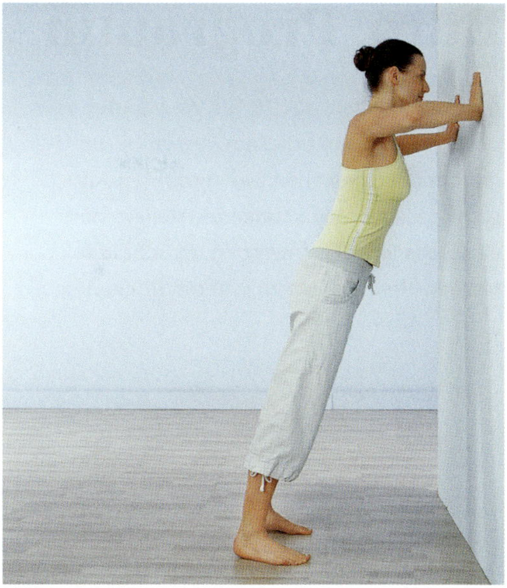

6 Wandliegestütz *(Seite 66)*

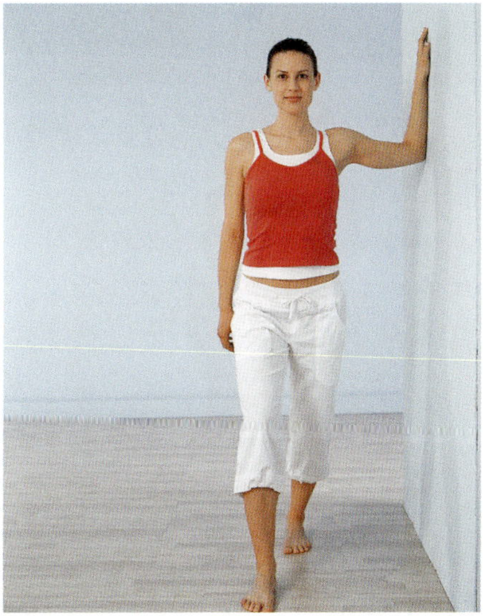

7 Stehender Brustöffner *(Seite 54)*

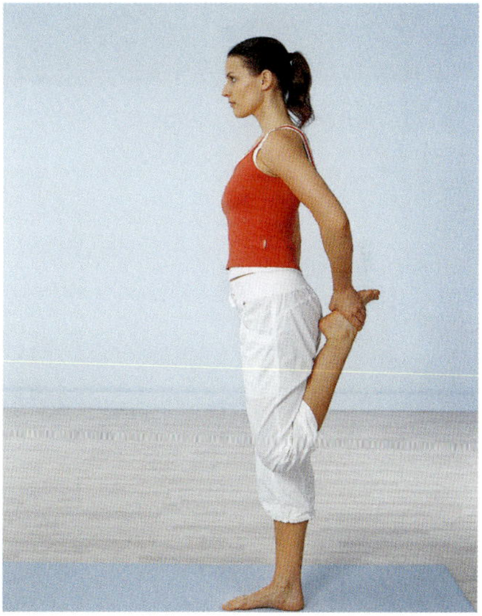

8 Oberschenkeldehnung *(Seite 55)*

Büro-Programm

Machen Sie etwa alle 70 bis 90 Minuten eine bewegte Pause mit diesem kurzen Büroprogramm oder zwischen zwei größeren Aufgaben. Sie werden schnell feststellen, dass einerseits Ihre Beschwerden im Schulter-Nacken-Bereich und im unteren Rücken deutlich weniger werden oder gar verschwinden. Andererseits werden Sie leistungsfähiger, weil auch Ihr Gehirn von mehr Sauerstoff und Nährstoffen profitiert. Dadurch können Sie sich besser konzentrieren und werden leistungsfähiger.

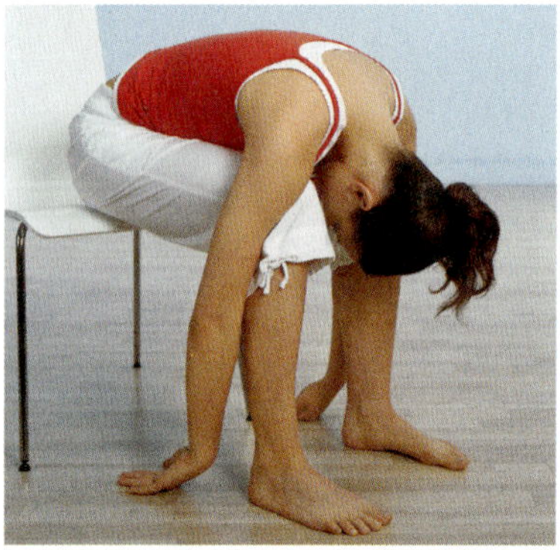

1 Ruhestellung *(Seite 45)*

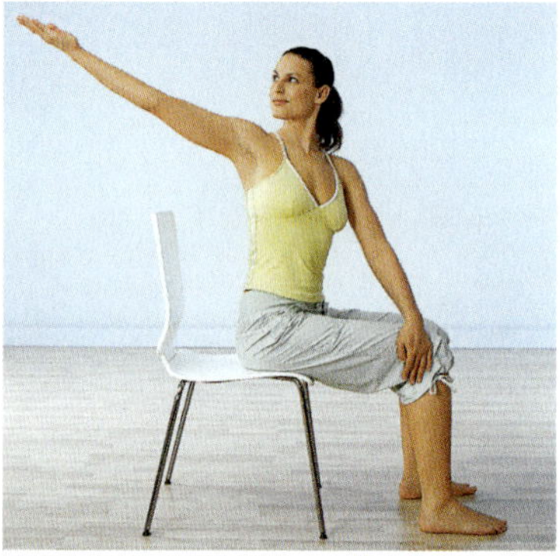

2 Kleine Schraube *(Seite 50)*

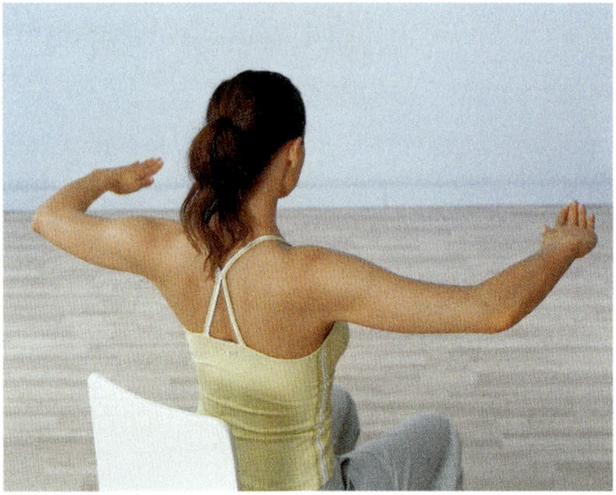

3 Schulterformer *(Seite 46)*

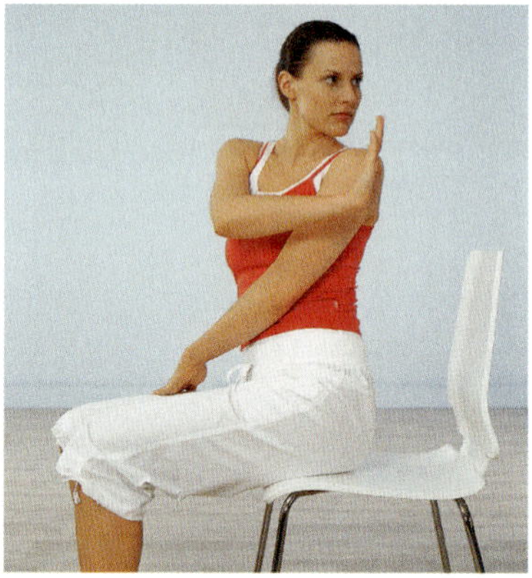

4 Stopp *(Seite 42)*

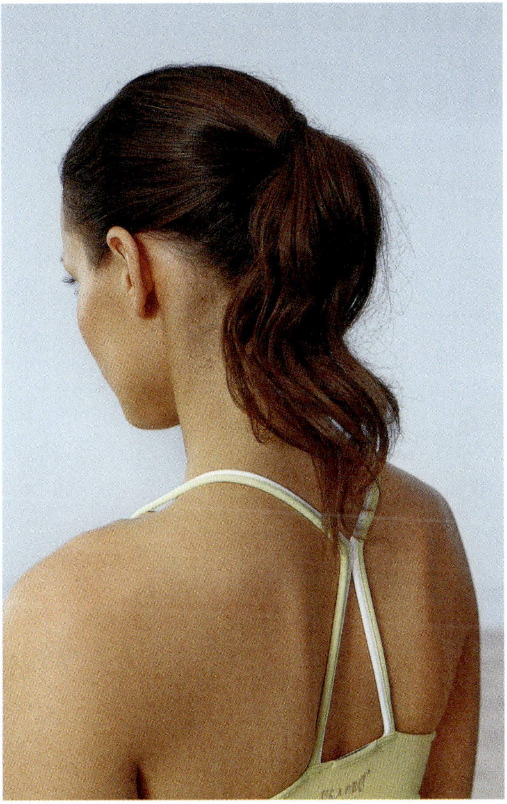

5 Schulterkreisen *(Seite 48)*

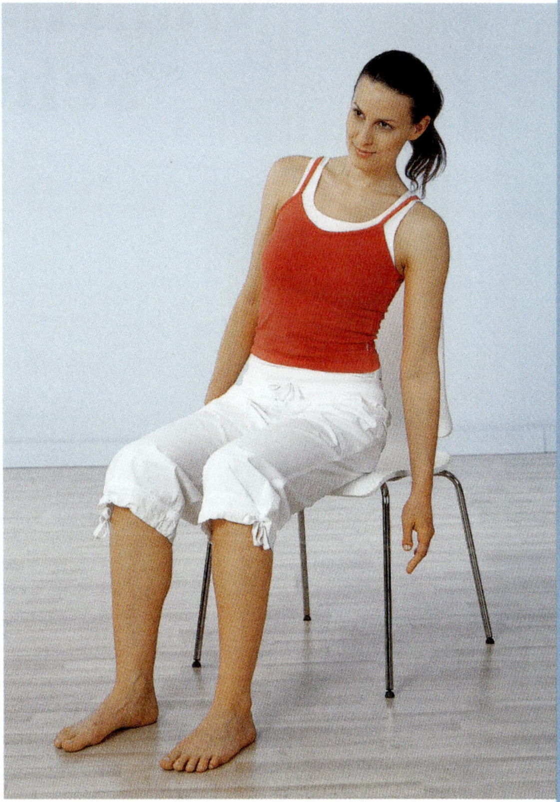

6 Seitneigung *(Seite 36)*

Wahrnehmung schulen

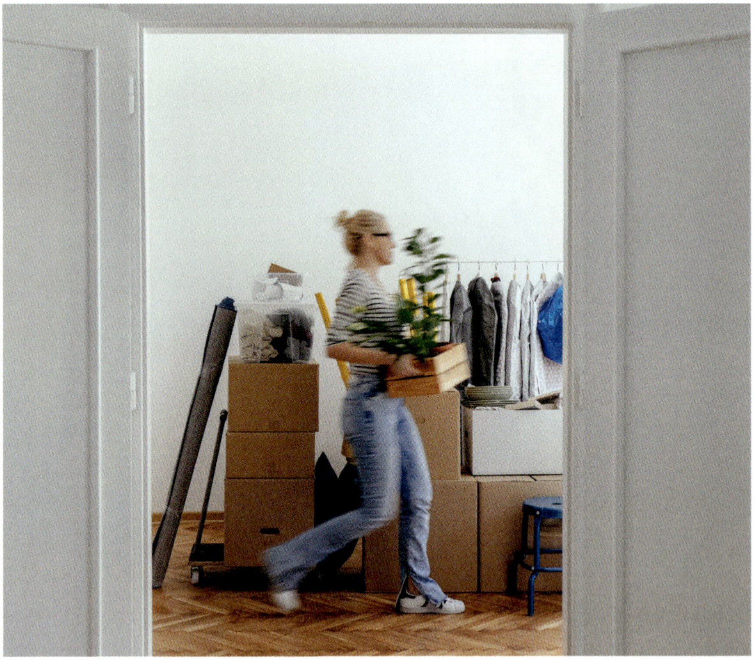

Wie schnell merken Sie, dass Sie Ihren Rücken überfordern? Schon wenn er leicht verspannt oder erst, wenn es ziemlich wehtut? Wer sensibel auf seinen Rücken und dessen »Sprache« achtet, kann früh etwas verändern – dann kommen schlimme Schmerzen erst gar nicht auf.

Falls Ihnen die Fähigkeit, in sich hineinzuhorchen, im stressigen Alltag abhandengekommen sein sollte: Das können Sie ändern – und es ist gar nicht schwierig! Auf den nächsten Seiten zeige ich Ihnen, wie Sie die Wahrnehmung der Zeichen Ihres Rückens üben können. Das ist nicht aufwendig, bringt aber viel gegen die unangenehmen Auswirkungen des vielen Sitzens.

Wie sitzen Sie?

Unsere Sitzhaltungen entwickeln sich schleichend im Alltag, besonders wenn wir lange unbewegt am Schreibtisch oder vor dem Computer hocken. Die Muskulatur wird schwach oder verspannt und das hat vielerlei Rückenbeschwerden zur Folge. Ist das vielleicht auch bei Ihnen der Fall?

Dann sollten Sie das Bewusstsein für Ihre Körperhaltung schärfen. Lernen Sie auf den nächsten Seiten ein paar einfache Möglichkeiten kennen – oft sind sie der erste Schritt zu einem gesunden Rücken.

Kontrollieren Sie sich im Alltag immer wieder. Dann spüren Sie mit der Zeit früher, wenn das Verhältnis zwischen Belastung und Entlastung kippt, und Sie können rechtzeitig gegensteuern. Beschwerden im Rücken gehören dann bald der Vergangenheit an.

Durch Veränderungen der Muskelspannung und der Stellung der Gelenke während der Bewegung erhalten wir ständig neue Informationen aus dem Körper. Diese immer wieder neuen Informationen erschweren es, die Wahrnehmung auf einen Punkt zu konzentrieren. Aber auch das ist zu erlernen. Durch Training wird es Ihnen bald möglich sein, die Signale Ihres Rückens nicht nur in Ruhephasen zu verstehen, sondern auch in jenen Situationen, in denen der Rücken aktiv ist, zum Beispiel beim Anheben von Gegenständen, beim Tragen von Lasten und beim Sport. Mit den folgenden kleinen Aufgaben lernen Sie Ihren Rücken in Bewegung am schnellsten kennen.

DIE BEINE NICHT ÜBERKREUZEN

Beim Sitzen sollten Sie die Beine möglichst nicht übereinanderschlagen. Dies kann auf Dauer zu einem Beckenschiefstand führen. Dadurch verändert sich die gesamte Statik der Wirbelsäule. Außerdem wird die Durchblutung im Hüft- und Beckenbereich stark beeinträchtigt.

BECKEN KIPPEN

1 Setzen Sie sich aufrecht auf einen Stuhl. Stützen Sie Ihre Hände rechts und links an der Taille auf dem Becken ab.
2 Kippen Sie das Becken nach vorn und richten es wieder auf. (1)
3 Dann kippen Sie es nach hinten und richten es wieder auf. (2)
4 Spüren Sie die Sitzbeinhöcker, auf denen Sie vor- und zurückrollen?

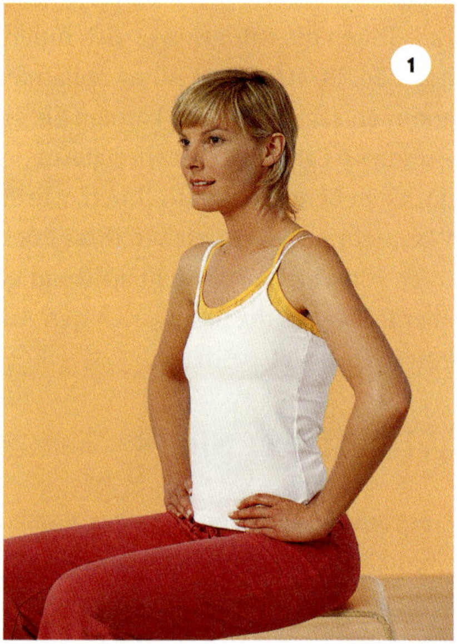

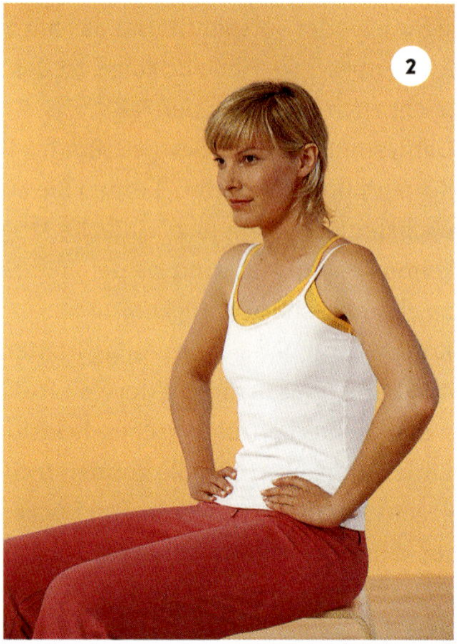

Wirkung

+ Mit dieser Übung erspüren Sie Ihre Körpermitte.

Tipp

**Suchen Sie im Alltag immer die Mittelstellung des Beckens. Noch deutlicher spüren Sie die Bewegung des Beckens, wenn Sie jeweils eine Hand flach auf den Bauch und die andere auf den Rücken legen.
Kippen Sie das Becken auch im Alltag zwischendurch beim Sitzen einige Male vor und zurück. Das lockert den unteren Rücken.**

STOCK VERSCHLUCKT

1 Setzen Sie sich aufrecht hin. Machen Sie den Oberkörper steif, als hätten Sie einen Stock verschluckt.

2 Neigen Sie Ihren Oberkörper nun ganz gerade leicht nach vorn und halten Sie diese Position 10 Sekunden. (1)

3 Neigen Sie dann Ihren Oberkörper etwas nach hinten und halten Sie diese Position 10 Sekunden. (2)

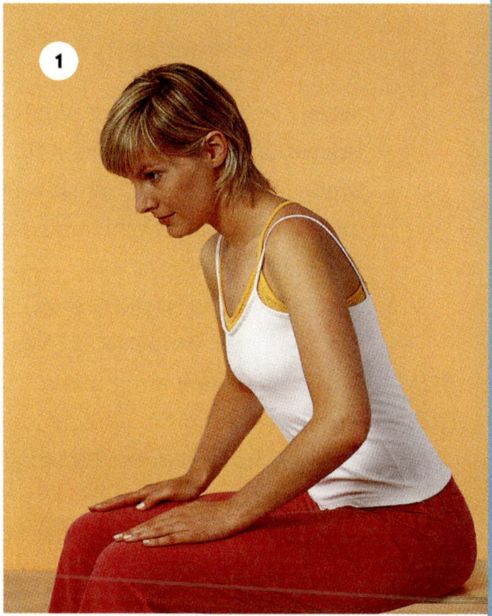

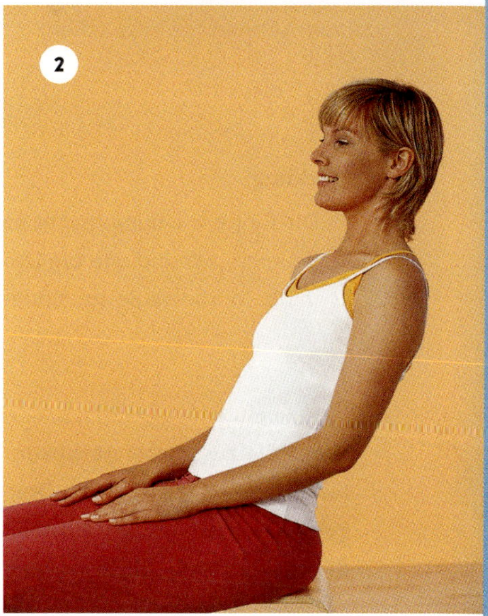

Wirkung

+ Dass Rücken- und Bauchmuskulatur einander ergänzen, macht diese Übung deutlich.

Tipp

Achten Sie darauf: Es arbeiten jeweils andere Muskeln. Beugen Sie sich nach vorn, spannt sich die Rückenmuskulatur an. Beugen Sie sich nach hinten, ist es die Bauchmuskulatur.

EINPARKEN

1 Setzen Sie sich auf einen Stuhl oder einen Hocker und machen Sie den Rücken rund.
2 Drehen Sie nun den Kopf so weit wie möglich erst nach rechts und anschließend nach links. (1)
3 Spüren Sie: Wo ist die Grenze? Wo drehen Sie in der Wirbelsäule? Wo ist die Muskelspannung am größten?
4 Setzen Sie sich jetzt aufrecht hin.
5 Machen Sie sich in der Brustregion richtig breit. Dann drehen Sie den Kopf wieder so weit wie möglich erst nach rechts und anschließend nach links. (2)
6 Was hat sich geändert? Wie viel vom Raum können Sie jetzt sehen?

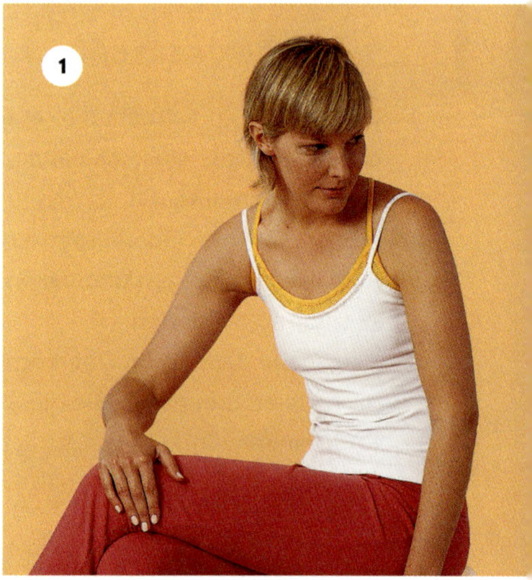

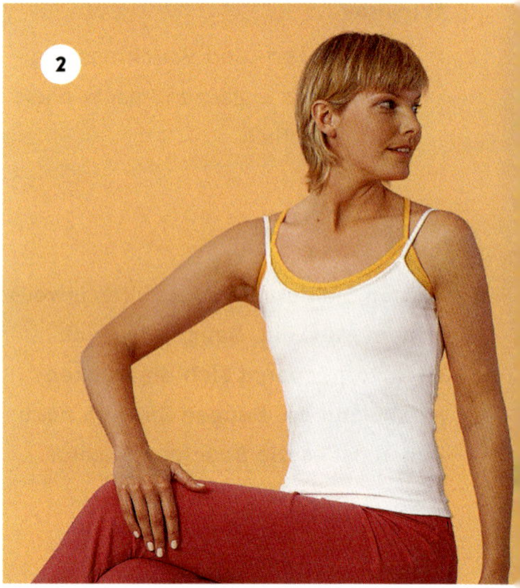

Wirkung

+ Die Einpark-Übung macht Ihnen deutlich, wo und wie die Drehung in der Wirbelsäule stattfindet.

Tipp

Wenn Sie zusammengesunken und rund sitzen, dann sind die Drehbewegungen eingeschränkt. Probieren Sie die Übung auch einmal im Stehen aus.

SPECHT

1 Stellen Sie sich vor, Sie seien ein Specht und wollten mit dem Schnabel ein Loch in einen Baum hämmern. Setzen Sie sich dazu gerade hin und strecken Sie Ihre Halswirbelsäule möglichst lang.
2 Drücken Sie Ihren Kopf nach hinten und schauen Sie geradeaus. So, als wollten Sie wie ein Specht zum Schlag ausholen. (1)
3 Welche Muskeln spannen Sie an?
4 Schieben Sie dann den Kopf, so weit es geht, nach vorn. (2)
5 Welche Muskeln sind jetzt gespannt?

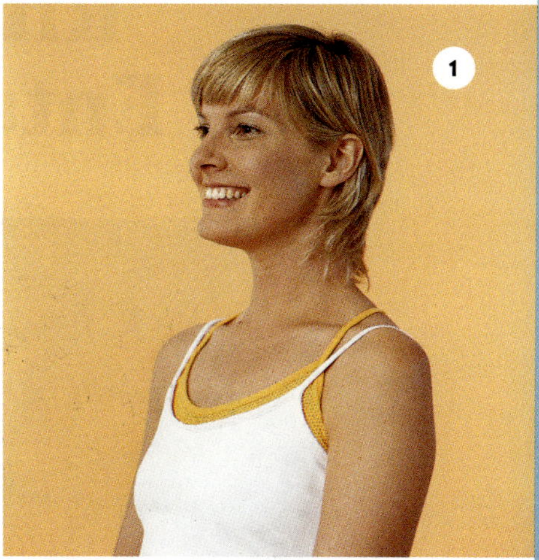

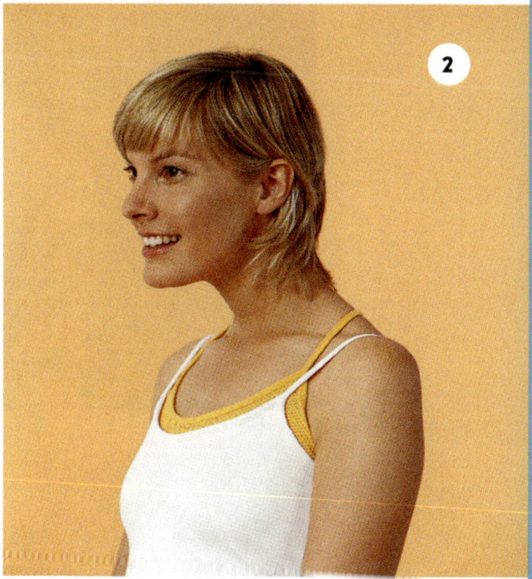

Wirkung

+ Bei der Bewegung »Kopf zurück« sollten Sie eine Anspannung im unteren Bereich der Halsmuskulatur spüren.
+ Schieben Sie den Kopf nach vorn, dann spüren Sie die Anspannung der Muskulatur viel weiter oben Richtung Kopf.

Tipp

Vermeiden Sie die vordere Kopfhaltung, denn sie belastet die Halswirbelsäule sehr.

Rituale zur Entspannung

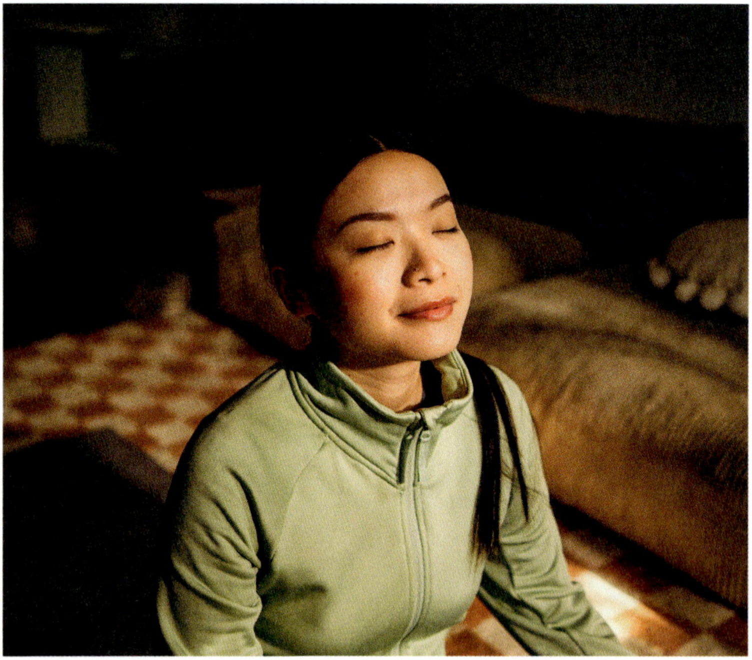

Zähne zusammenbeißen und durch – diese Art, mit Stress und Überlastung umzugehen, werfen Sie bitte ab heute über Bord. Stattdessen setzen Sie darauf, die Zeichen Ihres Körpers früh wahrzunehmen, und sorgen dann für Entspannung als Mini-Pausen zwischendurch sowie für längere Erholungsphasen am

Abend. Das klappt am besten mit Ritualen, also mit vertrauten Strategien: Da wissen Sie, dass sie bei Ihnen auch in oder nach schwierigen Situationen funktionieren. Wenn Sie etwa Lavendel-Schaumbäder mögen, reicht der Lavendelduft, damit Ihr Gehirn den Entspannungsmodus startet.

Wie fördern Rituale die Stressreduktion?

Unser Gehirn besteht aus einem komplexen Netzwerk von Nervenzellen, die auf vielfältige Weise miteinander verbunden sind. Diese Verbindungen variieren in ihrer Effizienz und Stärke. Manche Nervenbahnen sind schwach, andere stark und gut entwickelt.
Die Geschwindigkeit und Effektivität der Informationsübertragung hängen von der Stärke der jeweiligen Verbindung ab. Manche Gedanken und Informationen werden schnell verarbeitet, andere langsamer, wieder andere erreichen ihr Ziel gar nicht.
Durch die häufige Nutzung bestimmter neuronaler Pfade verstärken sich diese Verbindungen. Je öfter ein bestimmter Gedanke oder eine bestimmte Handlung wiederholt wird, desto stärker und effizienter wird die entsprechende neuronale Verbindung.
Durch diese Verstärkung der neuronalen Verbindungen werden bestimmte Handlungen und Reaktionen zunehmend automatisiert und können schneller abgerufen werden.
Dieser Prozess findet auch bei regelmäßigen Entspannungsritualen statt. Anfangs kann es noch schwierig sein, in einen Entspannungszustand zu gelangen, aber mit der Zeit und mit regelmäßiger Übung wird dieser Prozess immer müheloser und schneller. Schließlich kann es schon ausreichen, die Augen zu schließen oder einen Lieblingsduft zu riechen, um in einen Zustand tiefer Entspannung zu gelangen.

60 SEKUNDEN FÜR RÜCKEN UND NACKEN

Was sind schon 60 Sekunden? Der Tag hat schließlich 86.400 Sekunden. 60 Sekunden sind also fast nichts – und doch wieder purer Luxus: nämlich dann, wenn Sie sie nur für sich nutzen. Machen Sie diese kurze Zeit zu Ihrer Oase der Entspannung, frei von allen Gedanken. Machen Sie ein Ritual daraus und bauen Sie es in Ihren Alltag ein. Gönnen Sie sich diese 60 Sekunden, wann immer Sie können. Zumindest aber dann, wenn Ihr Wohlbefinden danach ruft. 60 Sekunden nach der stressigen Autofahrt ins Büro. 60 Sekunden nach einem anstrengenden Telefonat. 60 Sekunden vor dem wichtigen Meeting mit dem Chef. Das macht Sie auf jeden Fall entspannter. Probieren Sie die Beispiele auf den folgenden Seiten einfach aus und bauen Sie sie immer öfter in den Alltag ein.

DEHN-RITUAL

1 Sie sitzen aufrecht auf einem Hocker.
2 Neigen Sie den Oberkörper leicht nach hinten und strecken Sie die Arme nach oben. Dabei müssten Sie eine Anspannung der Rückenmuskulatur spüren. (1)
3 In dieser Position bleiben Sie 10 Sekunden. Atmen Sie gleichmäßig weiter.
4 Dann richten Sie sich wieder auf.
5 Atmen Sie aus und beugen Sie sich nach vorn zu den Knien. Wenn möglich, legen Sie Ihre Stirn auf die Beine. Sie müssten in dieser Position eine Dehnung des gesamten Rückens spüren. (2)
6 Mit den folgenden 4 bis 6 Atemzügen atmen Sie bewusst tief ein und aus. Halten Sie diese Position 20 bis 30 Sekunden lang. Dann richten Sie sich wieder auf.

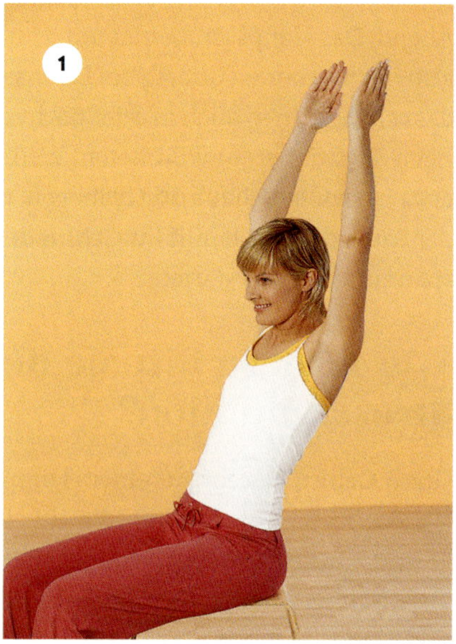

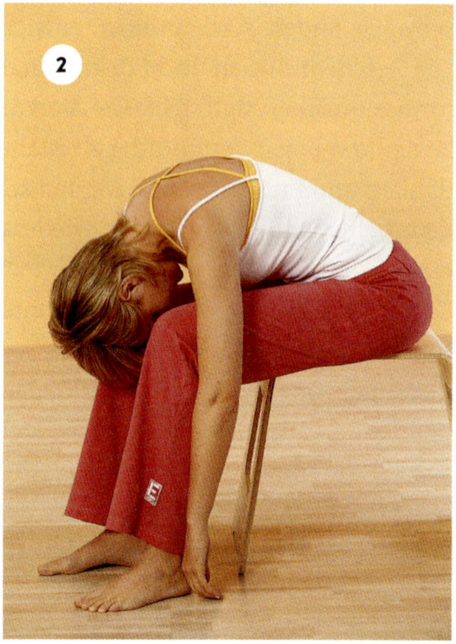

Wirkung

+ Diese Übung zieht die Bauch- und die Rückenmuskulatur in die Länge und entspannt sie dadurch.

Tipp

Nutzen Sie das Dehn-Ritual, wann immer Sie eine Minute Leerlauf haben.

NACKEN-RITUAL

1. Sie sitzen entspannt auf Ihrem Stuhl.
2. Ziehen Sie beide Schultern ganz fest bis zu den Ohren hoch und halten Sie die Spannung für 6 bis 10 Sekunden. Atmen Sie dabei ruhig und gleichmäßig weiter. (1)
3. Dann kräftig ausatmen und die Schultern fallen lassen. (2)
4. Erleben Sie, wie sich die Verkrampfung löst, wie Nacken und Schultern sich entspannen und lockern. Die Entspannung sollte sich weit in den Schulterbereich bis in die Rückenmuskeln ausbreiten.

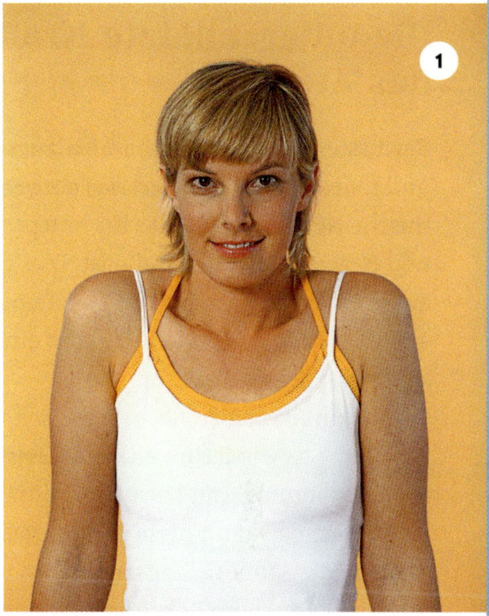

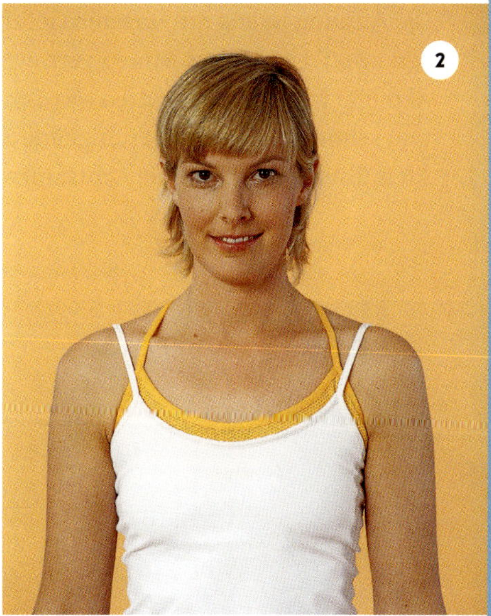

Wirkung

+ Durch die intensive Anspannung wird die Muskulatur kurzfristig gestresst, wodurch die anschließende Entspannung leichter und effektiver wirkt, denn durch den Stress lässt die Muskulatur dies besser zu.

Tipp

Entspannen Sie gleichzeitig mit dem Nacken und den Schultern Ihr Gesicht.

Die unterschätzte Kraft des Atems

Bewusstes Atmen, insbesondere langsames und tiefes Atmen, aktiviert das parasympathische Nervensystem, das für Entspannung und Regeneration zuständig ist. Dies führt zu einer Verlangsamung der Herzfrequenz, einer Senkung des Blutdrucks und einer Entspannung der Muskulatur.
Stress führt häufig zu flacher und schneller Atmung, was wiederum einen Teufelskreis aus Anspannung und Unruhe auslöst. Bewusstes Atmen kann diese Symptome lindern, da die Atmung langsamer wird und die Stressreaktionen im Körper abnehmen.
Die Atmung ist eng mit unseren Gefühlen verknüpft. Langsames Atmen verringert die Aktivität in den Angstzentren des Gehirns und sendet gleichzeitig beruhigende Signale. Atemübungen fördern die Achtsamkeit, indem sie die Aufmerksamkeit auf den aktuellen Moment lenken. Dies kann helfen, negative Gedankenmuster zu durchbrechen und das allgemeine Wohlbefinden zu steigern.

DAS ATEMRITUAL

Die Atmung kann bewusst verstärkt, verlangsamt oder angehalten werden, um Gefühle aufzufangen und den Geist zu beleben. Ein vielfach unterschätzter Nebeneffekt: Bewusstes Atmen erfrischt alle Sinne. Wenn Sie also sehr angespannt sind, nutzen Sie das kleine Atemritual:
Setzen Sie sich aufrecht hin und atmen Sie 4-mal tief ein und aus. Nutzen Sie dabei auch das Zwerchfell und atmen Sie bis in den Bauch.
Machen Sie eine kurze Pause und atmen Sie dann 5- bis 6-mal normal weiter.
Dann wiederholen Sie den Vorgang mit 4 weiteren tiefen Atemzügen.

Bücher & Adressen

WEITERE BÜCHER VOM AUTOR

Stoffwechsel-Reset. Das 8-Wochen-Programm
Gräfe und Unzer Verlag 2024

9 Regeln für eine Muskulatur, die gesund macht. Vital und schlank in wenigen Schritten.
Ullstein 2024

Muskeln – die Gesundmacher. So bleiben wir fit, schlank und mental in Balance.
Ullstein 2023

Bandscheiben-Akut-Training
Gräfe und Unzer Verlag 2024

9 Regeln für einen optimalen Stoffwechsel. Fit, schlank und gesund in wenigen Schritten.
Ullstein 2022

Der Stoffwechselkompass. Was uns in der zweiten Lebenshälfte fit, schlank und wach hält.
Ullstein 2022

Die Gesundheitsformel der 100-Jährigen. 7 Schlüssel für ein langes Leben.
ZS Verlag 2020

mit Schöber, Ulrike:
Energize your life. Mehr Energie mit dem Powermix aus Ernährung, Bewegung, Entspannung und Schlaf
ZS Verlag 2024

mit Schöber, Ulrike:
Das Volkslaufbuch.
Südwest-Verlag 2016

ADRESSEN, DIE WEITERHELFEN

www.forum-ruecken.de
Forum Gesunder Rücken

https://www.patienten-information.de/uebersicht/kreuzschmerz
Informationen zu Rückenschmerzen vom Ärztlichen Zentrum für Qualität in der Medizin (ÄZQ) im Auftrag von Bundesärztekammer und Kassenärztlicher Bundesvereinigung

https://www.patienten-universitaet.de/content/volkskrankheit-rückenschmerz-das-kreuz-mit-dem-kreuz-0
Die Patientenuniversität soll helfen, sich im Gesundheitsdschungel zurechtzufinden. Sie wird durch das Bundesministerium für Gesundheit gefördert.

Website des Autors

www.ingo-froboese.de

FORMEL FROBÖSE

Der Wegweiser für ein vitales und gesundes Leben

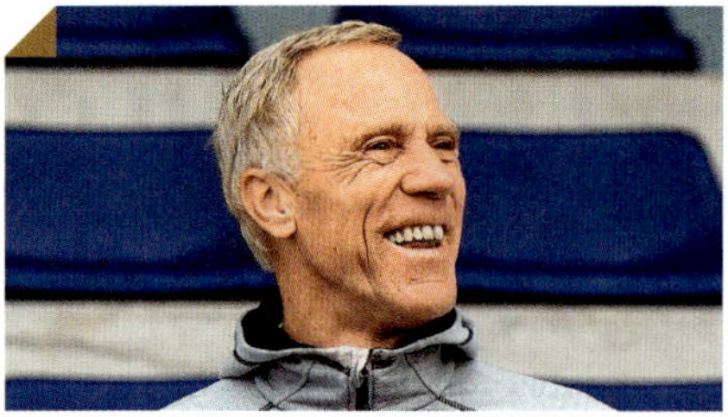

ZUM AUTOR

Prof. Dr. Ingo Froböse weiß genau, was hilft, wenn der Rücken mal wieder aufgrund langen Sitzens schmerzt. Mit seinen einfachen Strategien und Übungen möchte der renommierte Universitätsprofessor (em.) für Prävention und Rehabilitation im Sport Menschen aus der Schmerzspirale heraushelfen. Er sagt: »Rückenschmerz ist kein Schicksal. Es ist möglich, ein Leben lang einen gesunden Rücken zu haben.«

Weitere Bücher des Autors u.a.:

- Bandscheiben-Akut-Training
- Stoffwechsel-Reset
- Muskeln – die Gesundmacher
- Für Fitness ist es nie zu spät

Besuchen Sie Prof. Dr. Ingo Froböse auf: www.ingo-froboese.de

DIE BÜCHERMENSCHEN HINTER »RÜCKEN EXPRESS FÜR VIELSITZER«

Verlagsleitung: Eva Dotterweich
Projektleitung: Stella Schossow
Lektorat: Ulrike Schöber
Mitarbeit am Text: Ulrike Schöber, Dortmund
Cover: ki36 Editorial Design, München, Sabine Skrobek
Layout: ki36 Editorial Design, München, Bettina Stickel
Satz: Dorothee Griesbeck, griesbeckdesign, München
Herstellung: Petra Roth
Bildredaktion: Fabian Riedel
Reproduktion: Medienprinzen GmbH, München
Druck & Bindung: Firmengruppe APPL, aprinta druck, Wemding

Grillparzerstraße 12, 81675 München

www.gu.de/kontakt | hallo@gu.de
GU ist eine eingetragene Marke der
GRÄFE UND UNZER VERLAG GmbH

Aktualisierte Neuausgabe von »Das neue Rückentraining«, GRÄFE UND UNZER VERLAG 2011, ISBN 978-3-8338-1927-8 (Erstausgabe 2006)

2. Auflage 2026, ISBN: 978-3-8338-9628-6

WICHTIGER HINWEIS

Die Gedanken, Methoden und Tipps in diesem Buch basieren auf den Erfahrungen unserer Autorinnen und Autoren. Sie wurden nach bestem Wissen erstellt und mit größtmöglicher Sorgfalt geprüft. Weder die Autoren noch der Verlag können jedoch für eventuelle Nachteile oder Schäden, die aus den im Buch gegebenen praktischen Hinweisen resultieren, eine Haftung übernehmen.

BILDNACHWEIS

Cover: Sebastian Bahr
Umschlag innen: Getty Images
Autorenfoto: Sebastian Bahr
Fotoproduktion: GU-Archiv/Tom Roch
Illustrationen: GU-Archiv/Axel Hummert: 23_1, 23_2; GU-Archiv/Ingrid Schobel: 13; Medical Picture: 17, 27
Getty Images: 2_1, 2_2, 6, 8, 12, 22, 28, 30, 102, 114, 120; iStock: 3_1; The Noun Project: 3_2; Unsplash: 124

LIEBE LESERIN, LIEBER LESER,

wie wunderbar, dass Sie sich für ein Buch von GU entschieden haben! In unserem Verlag dreht sich alles darum, Ihnen mit gutem Rat Ihr Leben schöner, erfüllter und einfacher zu machen. Unsere Autorinnen und Autoren sind echte Expertinnen und Experten auf ihren Gebieten, die ihr Wissen mit viel Leidenschaft mit Ihnen teilen. Und unsere erfahrenen Redakteurinnen und Redakteure stecken viel Liebe und Sorgfalt in jedes Buch, um Ihnen ein Leseerlebnis zu bieten, das wirklich besonders ist. Qualität steht bei uns schon seit jeher an erster Stelle – jedes Buch ist von Büchermenschen für Buchbegeisterte gemacht, mit dem Ziel, Ihr neues Lieblingsbuch zu werden.

Ihre Meinung ist uns wichtig, und wir freuen uns sehr über Ihr Feedback und Ihre Empfehlungen – sei es im Freundeskreis oder online.

Viel Spaß beim Lesen und Entdecken!

P.S. Hier noch mehr GU-Bücher entdecken: www.gu.de

FÜR DIE UMWELT

Dieses Buch wurde auf PEFC-zertifiziertem Papier aus nachhaltiger Waldwirtschaft gedruckt. Aus Liebe zur Natur verwenden wir leichtes Papier.

WERDEN SIE TEIL DER GU-COMMUNITY!

Sie und Ihre Familie, Ihr Haustier, Ihr Garten oder einfach richtig gutes Essen. Egal, wo Sie im Leben stehen: Als Teil unserer Community entdecken Sie die neuesten GU-Bücher als erstes, Sie genießen exklusive Leseproben und werden mit wertvollen Impulsen und kreativen Ideen bereichert.

Worauf warten Sie? Seien Sie dabei!

www.gu.de/gu-community

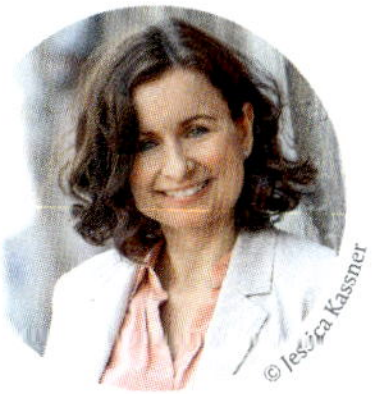

© Jessica Kassner

WARUM UNS DAS BUCH BEGEISTERT

Einfache und äußerst wirksame Übungen für alle, die viel sitzen (müssen) – so wie ich auch. Mit Prof. Froböse haben wir einen erstklassigen Experten an unserer Seite.

Eva Dotterweich, Verlagsleitung